근육 컬러링 북

Myology Coloring Book

저자 **윤세원 · 윤민이**

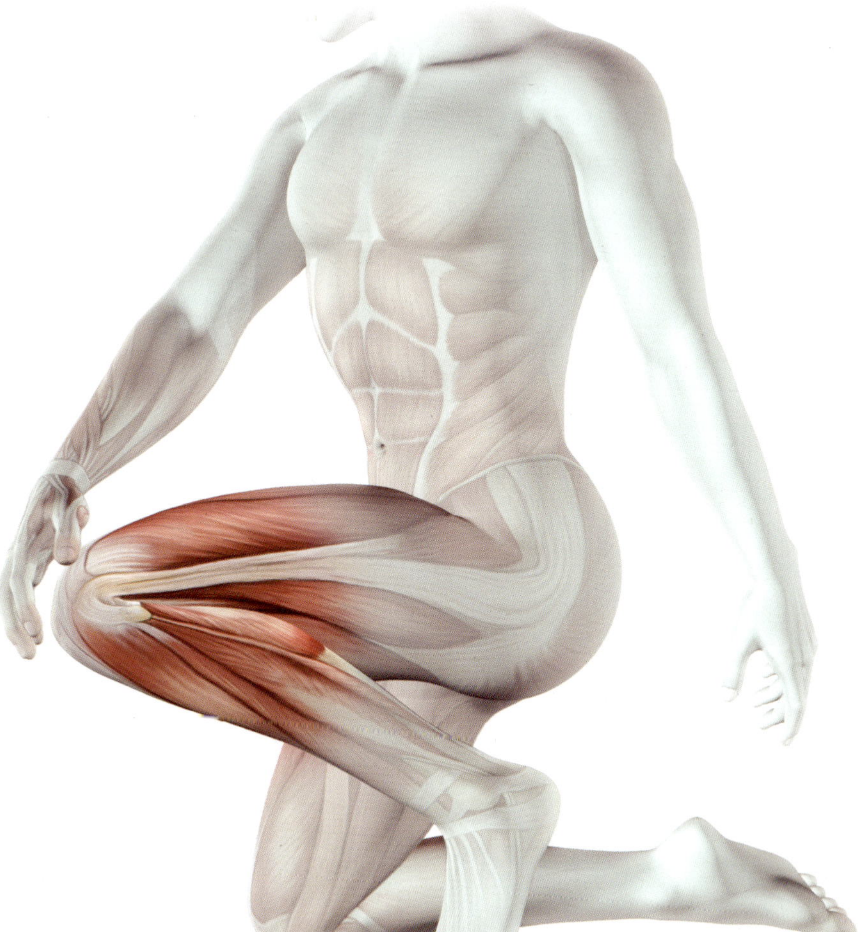

도서출판 의학서원

Preface

이 책은 근육을 공부하는 분들을 위하여 근육의 응용모델이 될 수 있게 설계되었다. 또한 근육의 색칠공부로 사용할 수 있고, 운동을 공부하는 분들에게 기초학습이나 시험점검으로 사용하기 적합하다.

근육은 우리 몸의 뼈대를 유지하는 중요한 역할을 하며, 관절이 정상적인 활동을 할 수 있을 만큼 늘어나야 하고 관절의 안정성을 유지할 수 있을 만큼 균형이 유지되어야 한다.

또한 근육의 기능은 매우 단순하다. 근육은 수축하는 힘을 발생시킨다. 그러나 근육은 단축성으로 수축하여 움직이는 근육으로 짧아질 수 있으며, 신장성으로 수축하여 길어질 수 있고, 또한 등척성으로 수축하여 안정화 근육으로 길이를 유지할 수 있다.

긴장된 근육으로 운동범위가 제한되면 근육 이완을 촉진하는 운동을 적용한다. 따라서 스트레칭의 운동은 매우 중요하다. 이는 단축된 근육을 스트레칭으로 신장시켜야 하며, 운동 시 점진적으로 시행하여야 하고, 약간의 통증을 느낄 정도로 한다. 그러나 많은 통증을 느끼지 않게 하여야 한다.

정상적인 가동범위를 초과하는 스트레칭을 하지 않는 것이 매우 중요하다. 따라서 과도한 스트레칭으로 근육의 부분적 파열 및 완전 파열 등이 나타날 수 있으며, 관절의 과 가동성과 염증을 발생시키므로 과도한 스트레칭을 피해야 한다.

이 책은 근육의 색깔을 인지 할 수 있게 설정되었고, 근육의 주관식 및 객관식 테스트를 작성할 때 올바른 대답을 작성할 수 있도록 훈련하게 되어있다.

시험을 넘어 운동연습 및 임상 연습의 전문적인 대화을 위한 학습자에게 쉽고 전문적으로 발전할 수 있도록 하였다.

따라서 이 책은 물리치료학과 학생, 작업치료학과 학생, 트레이너, 필라테스강사, 요가강사 등 운동학습을 진행하는 학생들에게 기초학습자료로 활용되어 임상적 적용에 필요한 논리적인 사고를 가능하게 해줄 것이다.

그리고 이 책의 근육 컬러링북의 표지 그림은 (cover designed by kjpargeter - kr.freepik.com의 소스로 사용함) 적용했다.

이 책이 출판되기까지 이 책의 아이디어를 제공한 몸이야 필라테스 윤민이 대표와 디자인 부분을 상의하며 진행한 몸이야 필라테스 디자인 부서의 정연진 주임, 치지혜 사원에게 고마운 마음을 표현하고 싶다.

이 책의 출간을 위해 정성것 완성해 주신 의학서원 김지연 대표님과 편집부 직원분들께 감사의 뜻을 전한다.

대표저자 윤 세 원

CONTENTS

PART
I

목 *Neck*

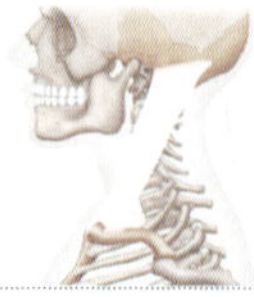

PART
II

척추 *Spine*

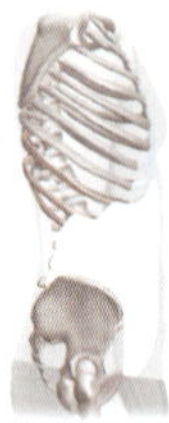

PART
III

상지 및 팔 *Upper extremity*

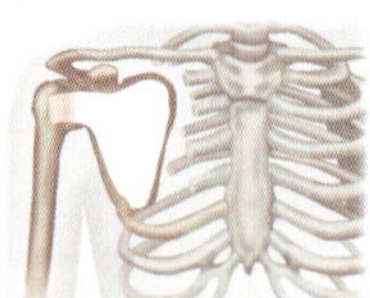

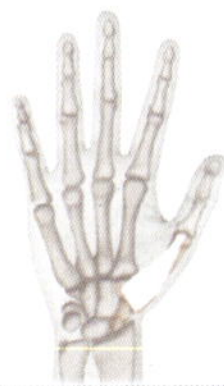

PART IV 손목 및 손 *Wrist and hand*

CONTENTS

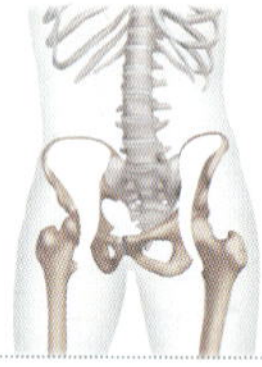

PART V 골반 및 하지 *Pelvis and lower extremities*

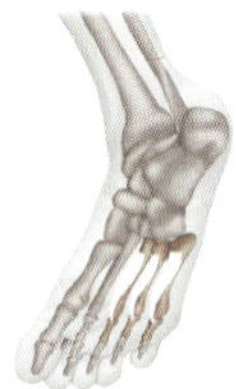

PART VI 종아리 및 발 *Calf and foot*

PART

I

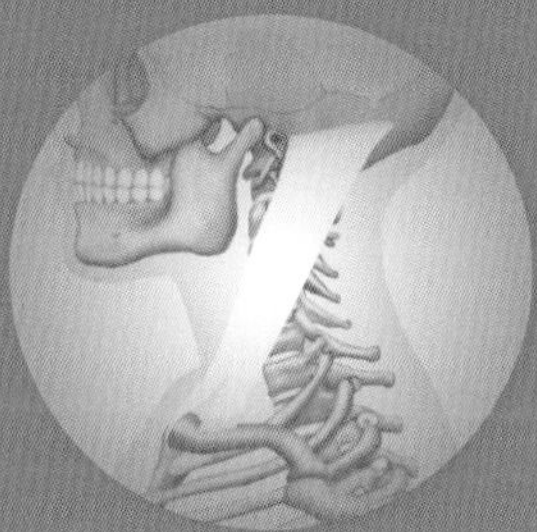

목

Neck

빗장밑근 Subclavius

빗장밑근은 촉지가 어렵다. 따라서 팔을 수동적으로 벌리고 안쪽돌림 시키면 촉지에 도움이 될 수 있다. 짧아지면 빗장뼈와 제1갈비뼈가 서로 당겨져 팔신경얼기나 빗장밑혈관이 압박되어 빗장갈비증후군을 발생시킨다.

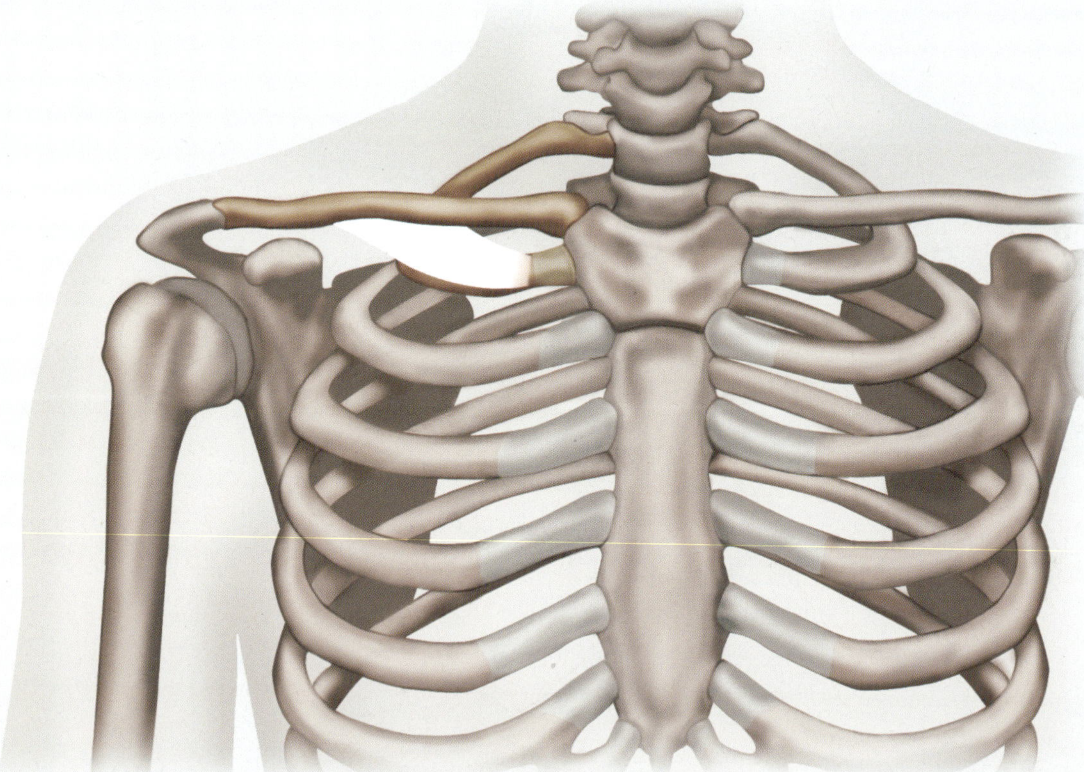

Origin

Insertion

Action

목갈비근 Scelne

목을 안정시키고 호흡보조근으로 작용하며, 가슴문증후군의 발생부위이다. 만성폐쇄성폐질환 환자에게 긴장이 많다. 채찍질 손상 시 흔하게 손상된다.

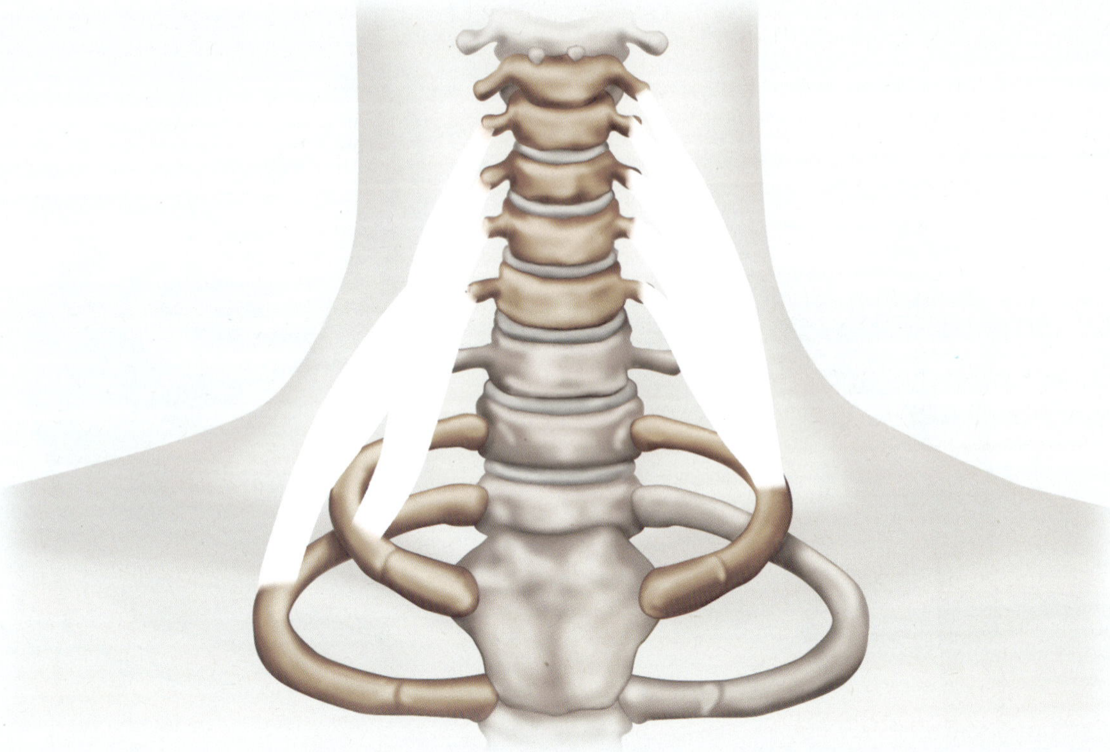

Origin ______

Insertion ______

Action ______

목빗근 Sternocleidomastoid

복장뼈를 앞쪽을 올리는 작용을 하고, 호흡 보조근으로 작용한다. 한쪽 단축이 심한 경우 기운목이 된다. 양측에 이완 시 등뼈에 굽음이 감소하여 새가슴이 발생할 가능성이 크다.

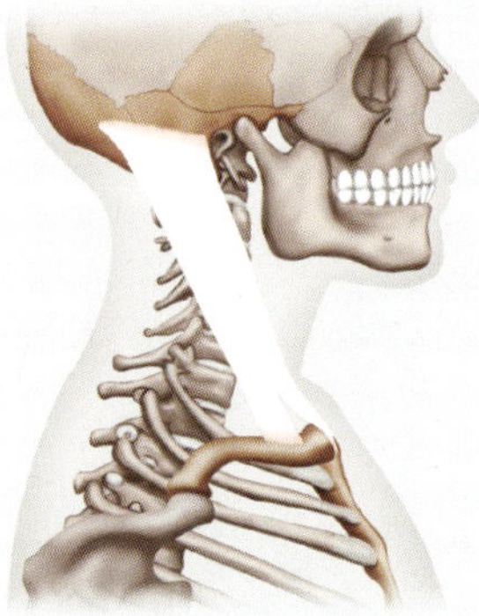

Origin ________________

Insertion ________________

Action ________________

긴목근/긴머리근

기침, 재채기, 말하는 동안 목을 안정화하는 작용을 한다. 누운 자세에서 머리를 들어 올리고 턱을 굽힘 한다. 통증은 대부분 목덜미에서 나타난다.

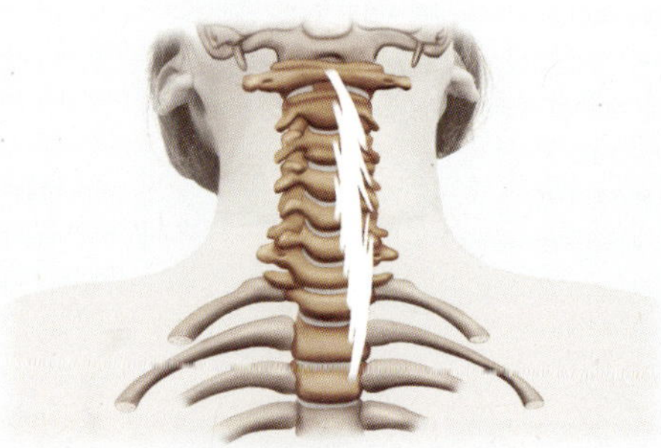

긴목근 Psoas Major

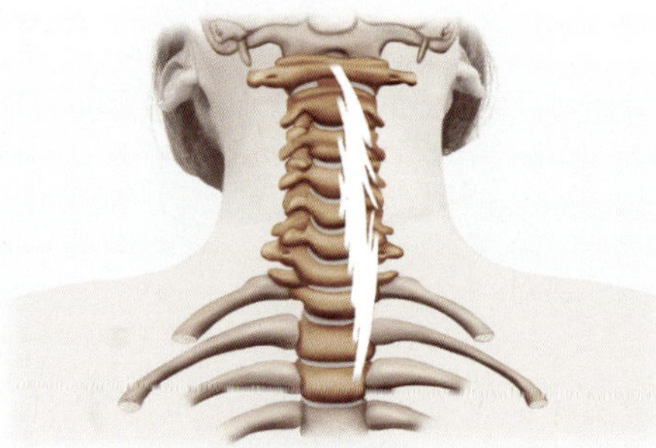

긴머리근 Psoas Minor

Origin ________________

Insertion ________________

Action ________________

목뿔위근 Suprahyoids

머리 내밈 자세에서 근육의 긴장이 유도된다.
아래 앞니 쪽에 통증과 혀의 통증 그리고 삼킴장애나 호흡곤란이 유발된다.

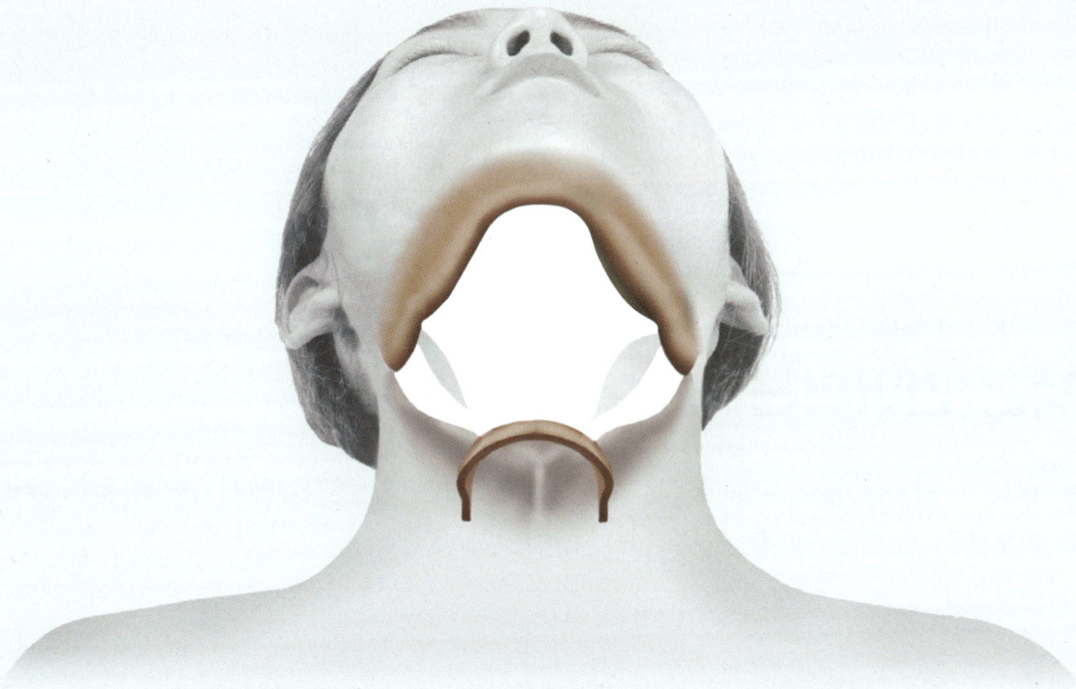

Origin ____________________

Insertion ____________________

Action ____________________

넓은목근 Platysma

넓은목근을 근막성 근육 또는 피부성 근육이라고 한다. 뼈와 연결 대신 얇은 근막에 묻혀 피부와 근육에 부착된다. 근육의 과사용 및 유착으로 통증이 유발된다. 아래턱 전체에 따끔거리는 통증이 발생할 수 있다. 또한 통증은 목빗근 위쪽에서 나타난다.

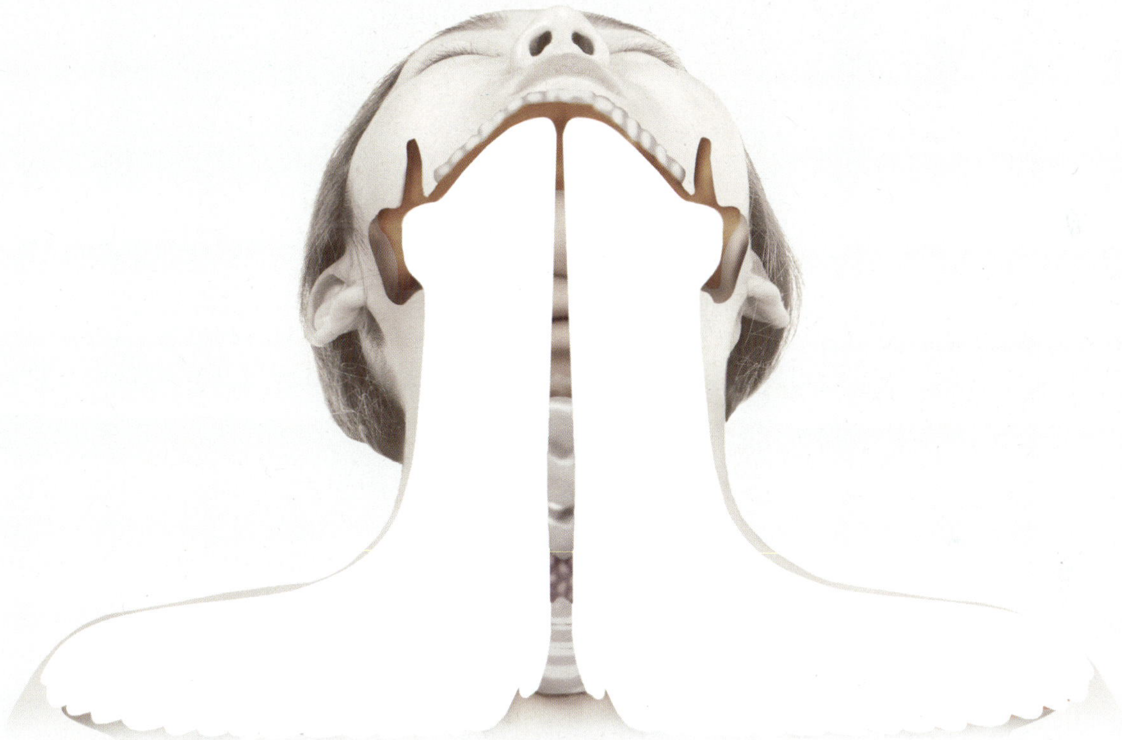

Origin

Insertion

Action

뒤통수밑근 Suboccipital

두통과 관련이 깊은 근육이다. 극심한 두통을 호소한다. 안면마비나 뇌졸중 전조증상으로 근 긴장이 많이 발생한다. 강한 힘으로 압박하지 않는다. 너무 강하게 마사지한 경우 두통이 심하게 발생할 수도 있으므로 주의한다.

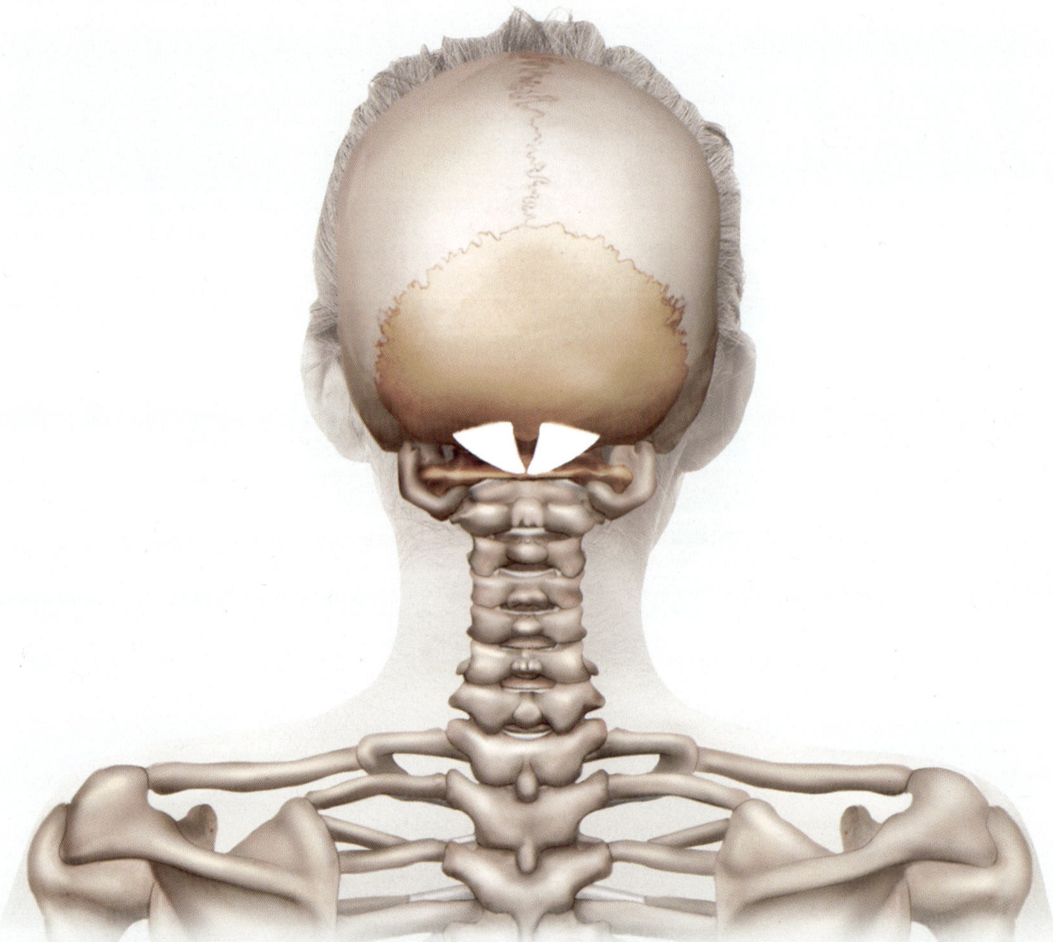

Origin

Insertion

Action

머리널판근 Splenius Capitis

돌림 시 중간 각도를 담당한다. 목뼈를 안정시킨다.

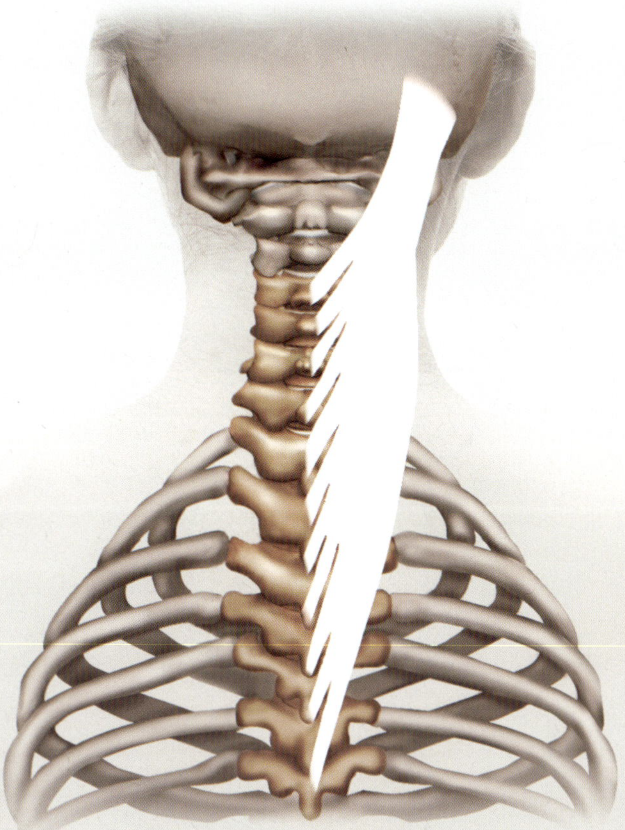

Origin

Insertion

Action

목널판근 Splenius cervicis

머리뼈의 같은 쪽 돌림을 일으키며 목뼈 옆 굽증을 유도할 수 있다.
목뼈의 폄을 일으켜 목뼈의 앞굽음이 발생한다.

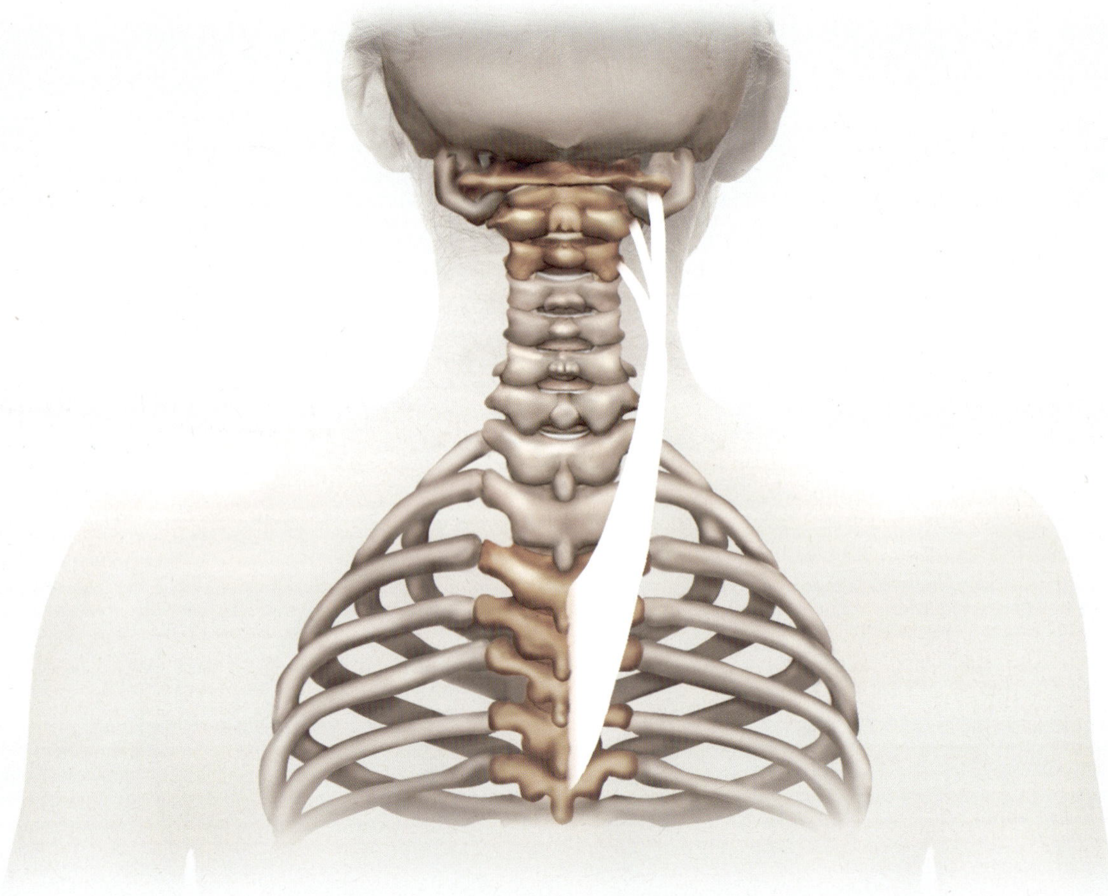

Origin ____________________

Insertion ____________________

Action ____________________

PART

II

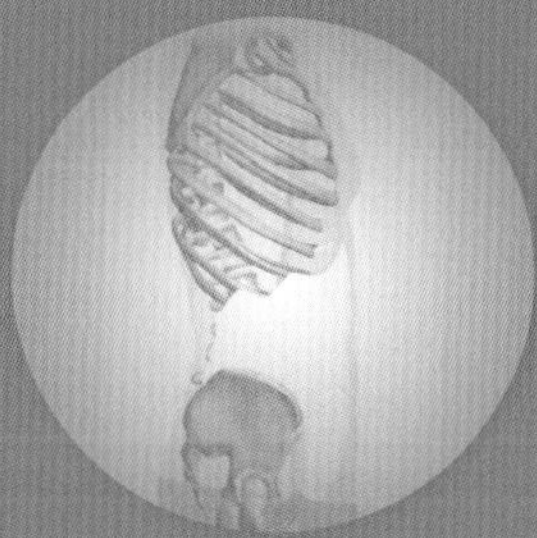

척추

Spine

척추세움근 Erectro Spinal

골반의 불균형으로 척추세움근을 피로하게 한다. 견갑대 축의 불균형과 어깨관절의 과다한 사용은 척추세움근을 피로하게 하며, 요통을 유발하기도 한다.

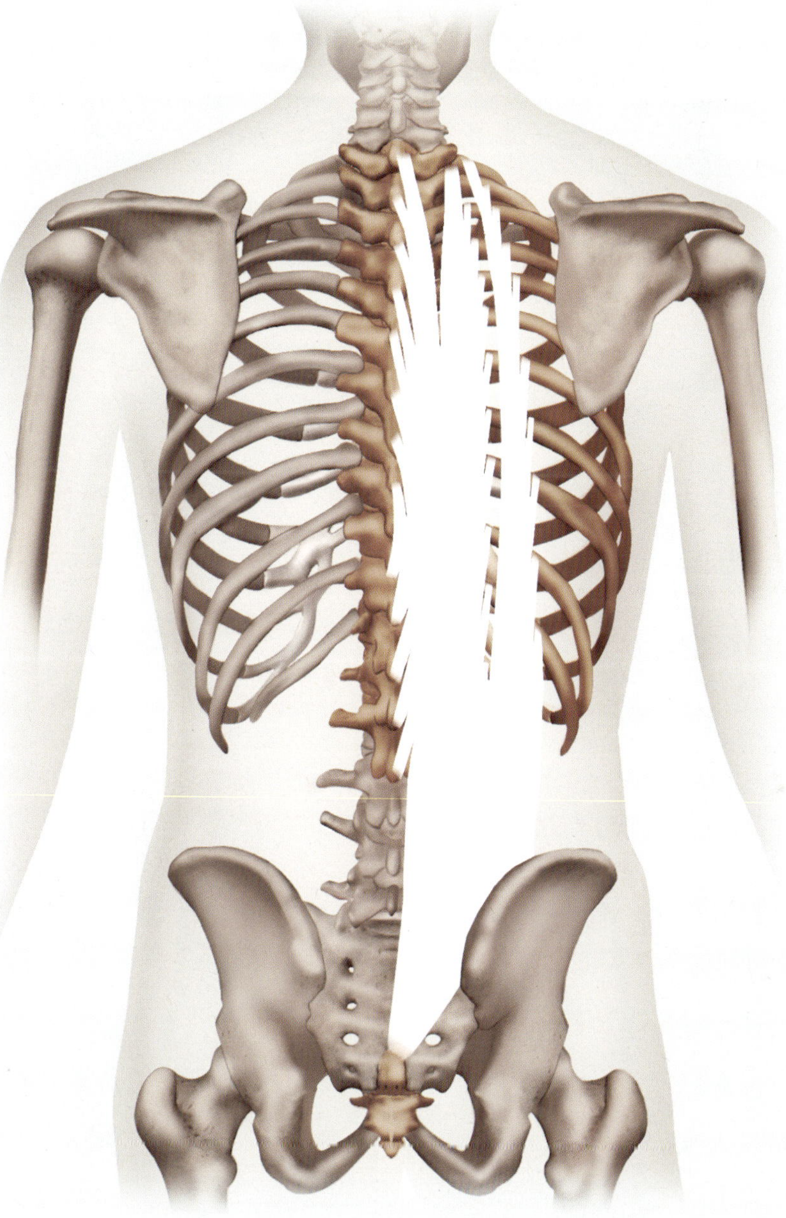

Origin ______

Insertion ______

Action ______

배곧은근 Rectus Abdominis

이완성 배곧은근의 약화는 골반의 앞쪽 기울임을 발생한다.
배곧은근의 약화는 누운 자세에서 목의 굽힘을 할 수 없다.

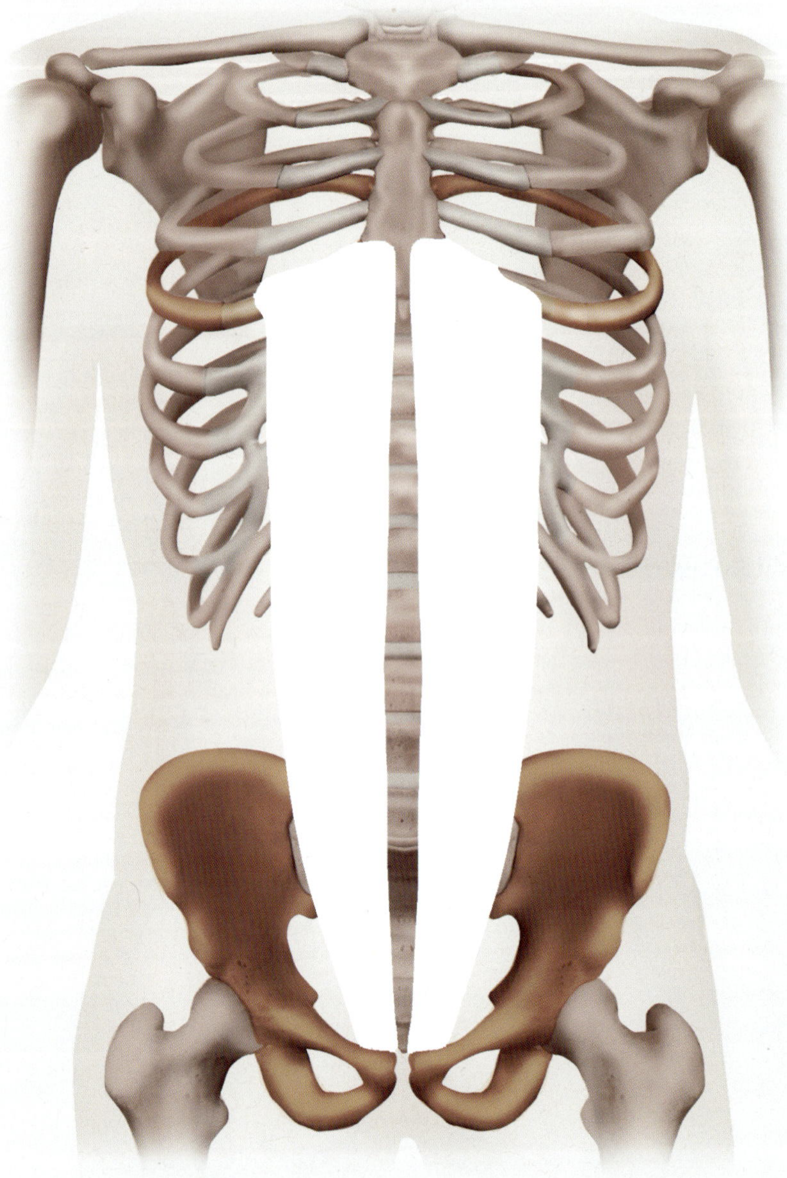

Origin

Insertion

Action

배바깥빗근 External Oblique

a) 긴장성: 양쪽성 단축은 앞쪽의 흉부를 압박하고, 척추의 굽음을 발생시킨다.
편측성 단축은 엉덩뼈 능선과 같은 쪽 가슴이 가까워진다.

b) 이완성: 양측성 약화는 척추와 골반이 후방으로 기울어지게 한다.
편측성 약화는 척추와 골반의 가쪽 굽힘과 돌림이 발행한다.

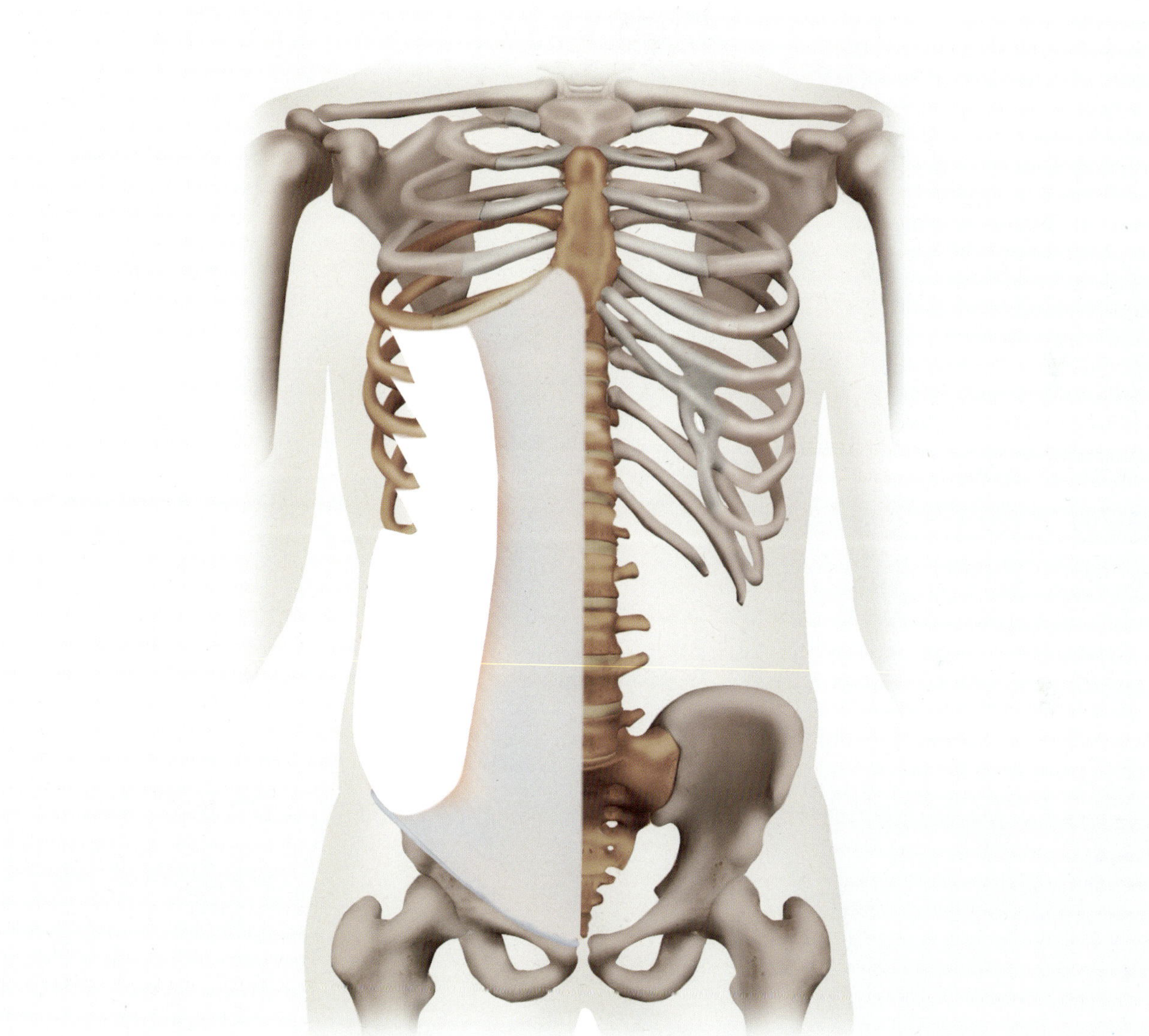

Origin ______________________

Insertion ______________________

Action ______________________

배속빗근 Internal Oblique

a) 긴장성: 척주 뒤굽음증과 가슴이 아래로 내려가는 현상이 있다.
b) 이완성: 서 있을 때, 골반의 앞쪽 기울임 또는 골반의 앞쪽 변형이 생긴다.

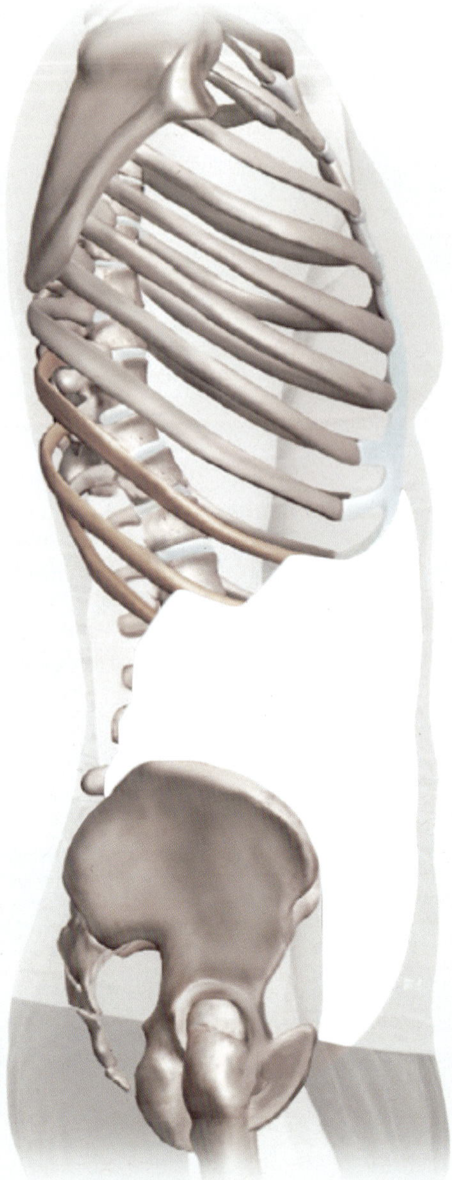

Origin __________

Insertion __________

Action __________

가로배근 Transverse Abdominis

위쪽 부위가 날숨에서 갈비뼈의 명치각을 줄이도록 도와준다.
가장 밑에 깔려 있는 근육으로 복압의 증가에 관여된다.

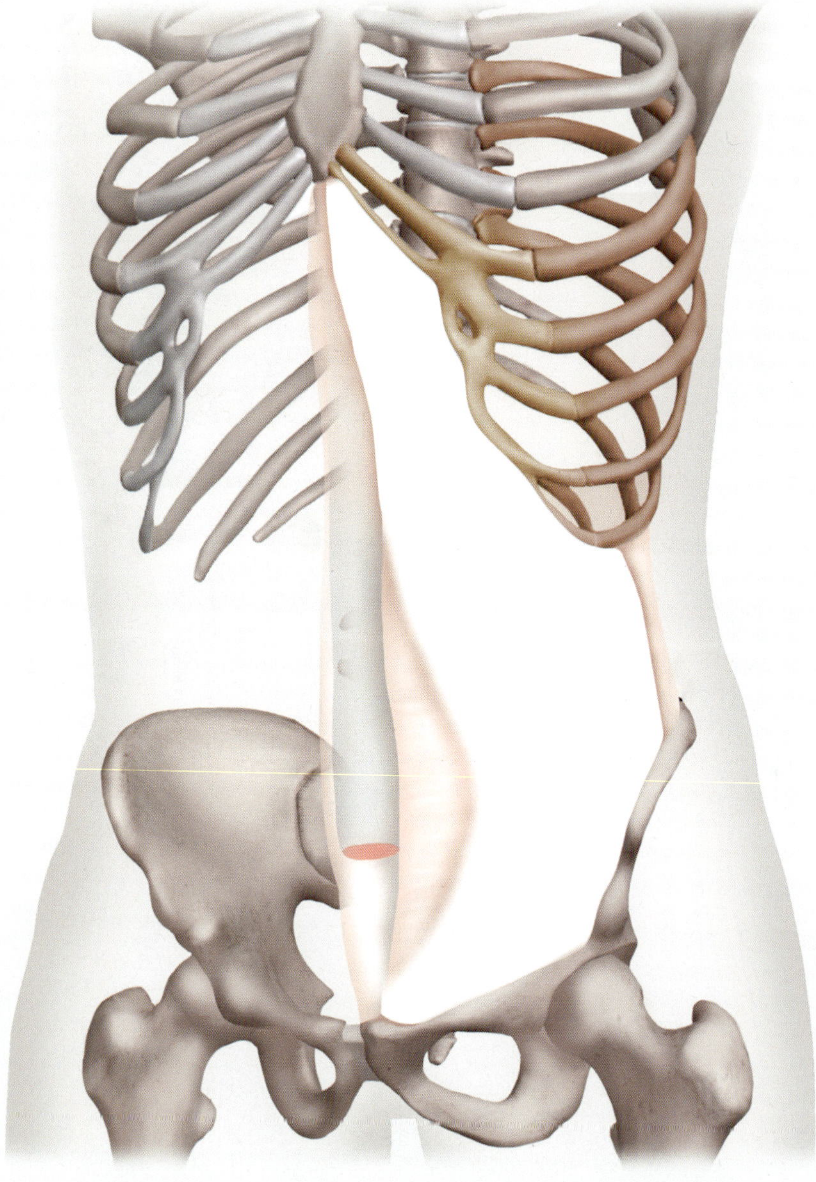

Origin

Insertion

Action

가로막 Diaphragm

가로막 기능의 강화는 배벽근육이 안정화되어야 한다. 누워서 풍선을 부는 동안 배와 가슴우리가 균일하게 팽창하는지 관찰한다. 배가 가라앉으면 가로막이 폐쪽으로 말려 올라가는 것인데 가로막이 약해졌음을 뜻한다.

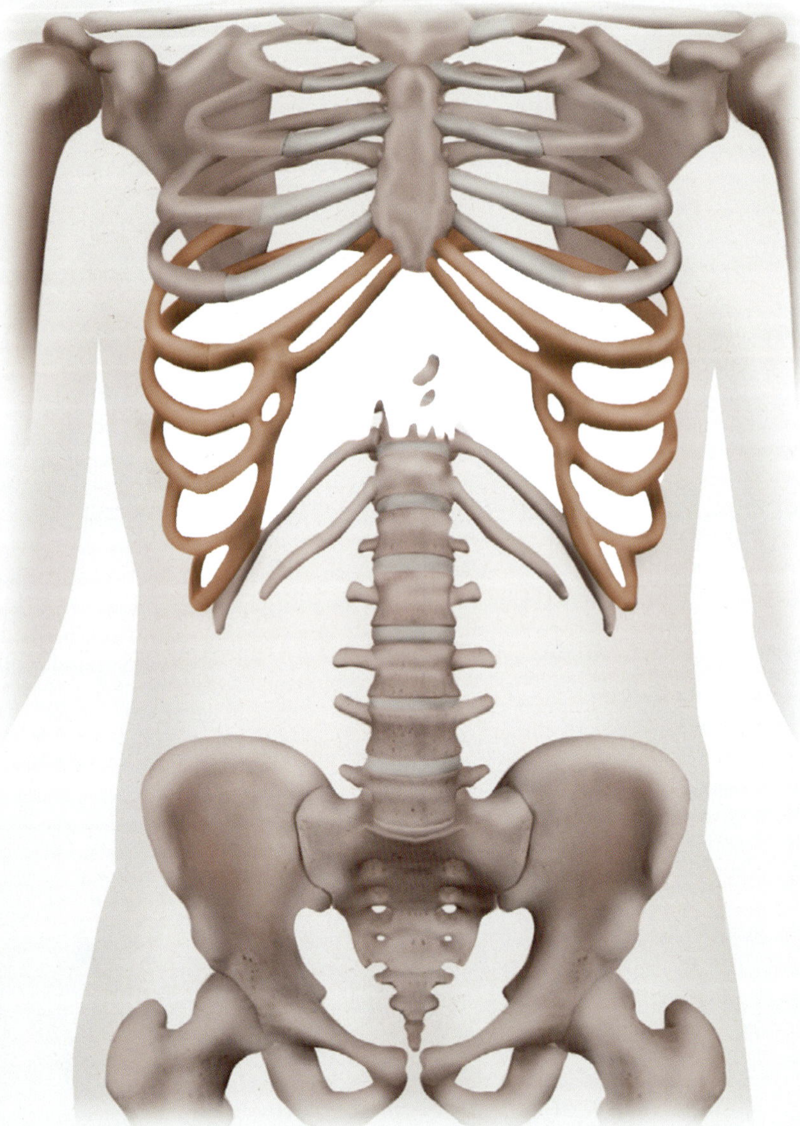

Origin ______________________

Insertion ______________________

Action ______________________

갈비사이근 Intercostal

지속적으로 숨을 몰아쉬는 과도한 운동, 갈비뼈 골절, 관절 기능 이상, 가슴 안의 심장질환과 폐질환으로 유발된다. 몸통의 가쪽돌림의 운동 범위를 감소시킨다.

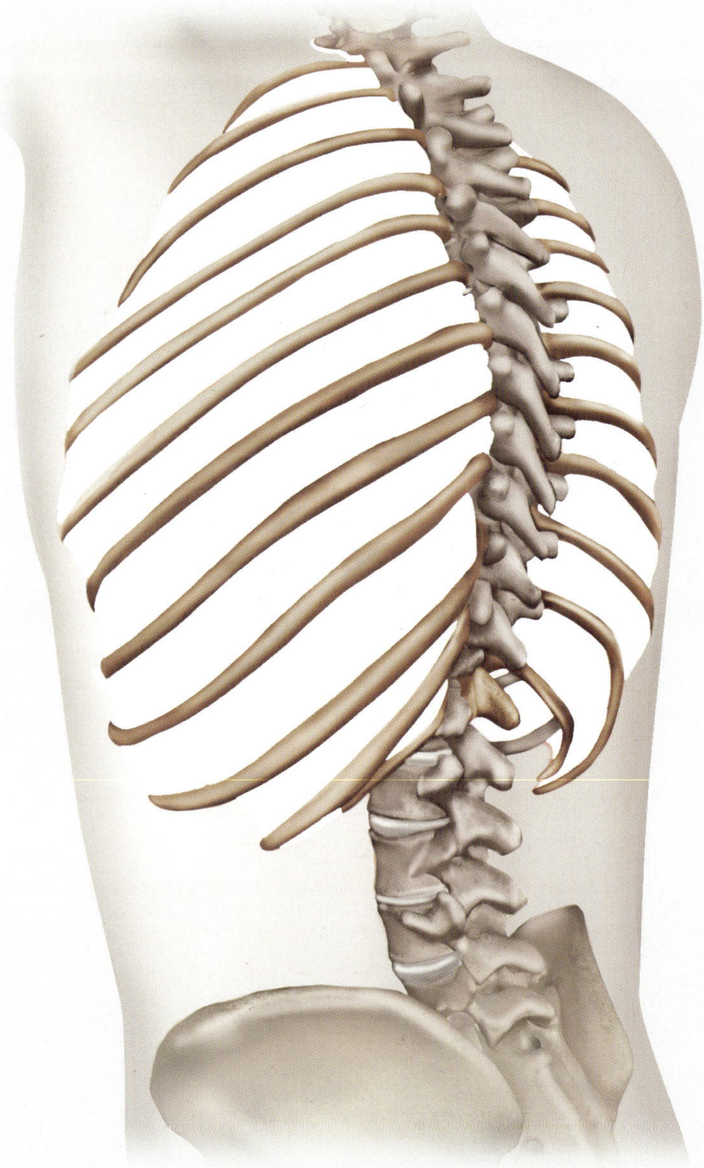

Origin

Insertion

Action

허리네모근 Quadratus Lumborum

요통의 원인 근육이다. 다리의 균형 조절의 근육이고, 몸통을 돌리거나 똑바로 서 있는 자세를 취할 때 통증이 있다.

옆으로 누워 엉덩관절과 무릎관절을 90도 굽히고 발목관절을 올릴 때 발목관절의 올림에 대한 저항을 준면 Q/L이 작용된다.

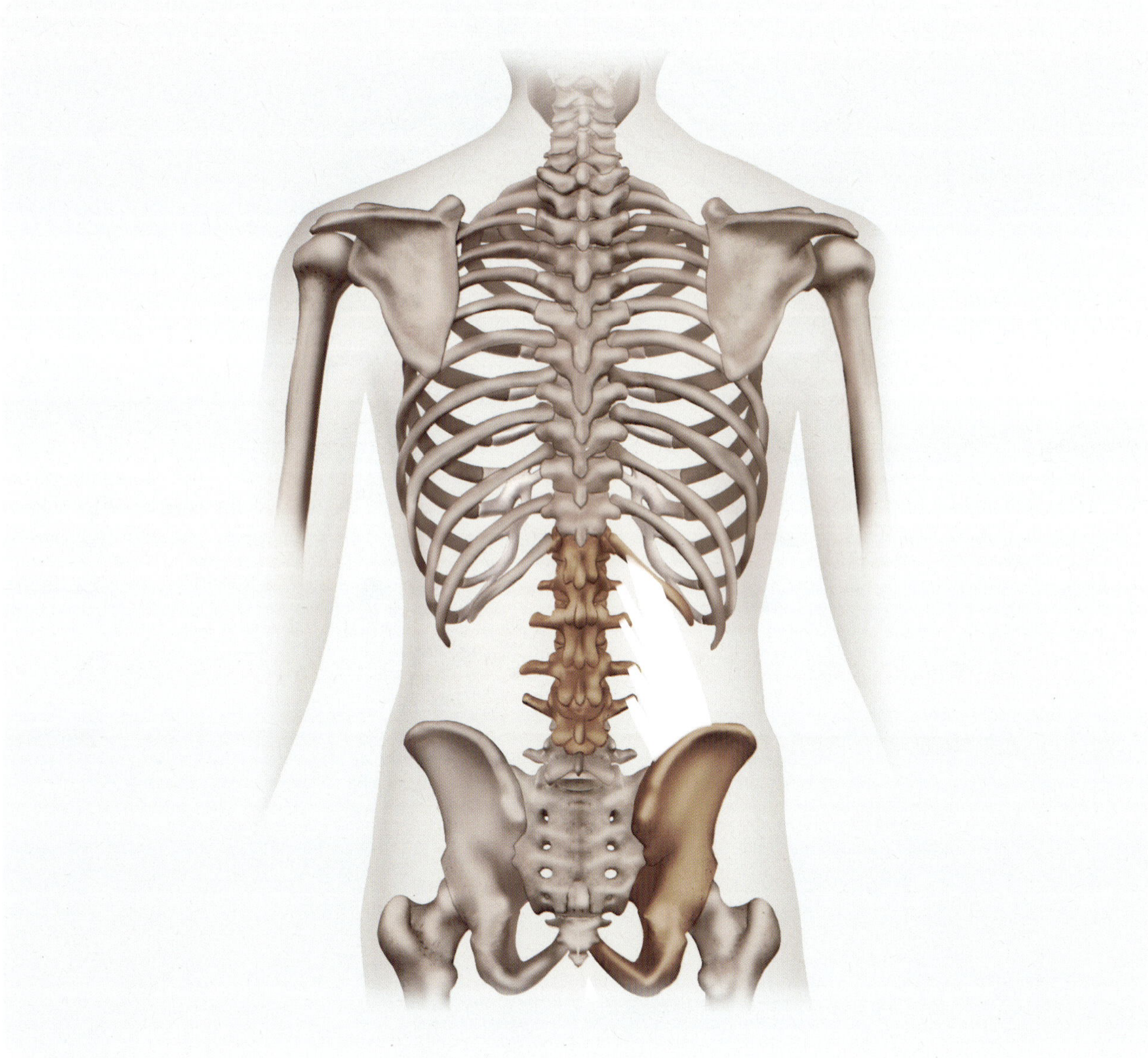

Origin ______________________

Insertion ______________________

Action ______________________

PART

III

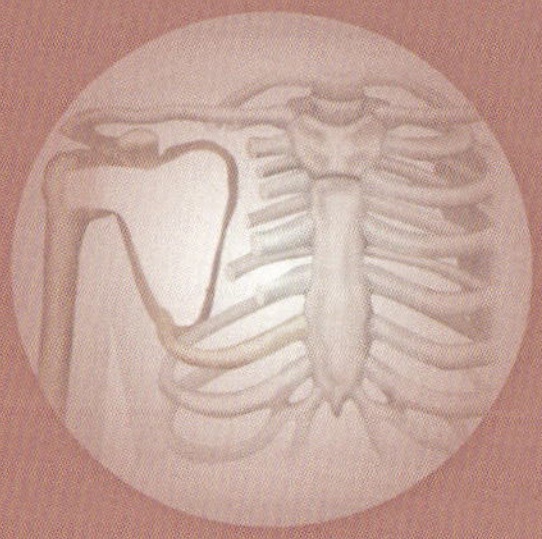

상지 및 팔

Upper extremity

큰가슴근 Pectoralis Major

단축은 어깨 안쪽 돌림과 모음의 형태가 되고 척추뼈에서는 어깨뼈의 벌림을 나타낸다. 등을 굽게 하는 핵심적인 근육이 된다. 대부분 양쪽 동시에 나타난다. 또한 팔을 벌림 한 상태에서 균형을 잡기 어렵다.

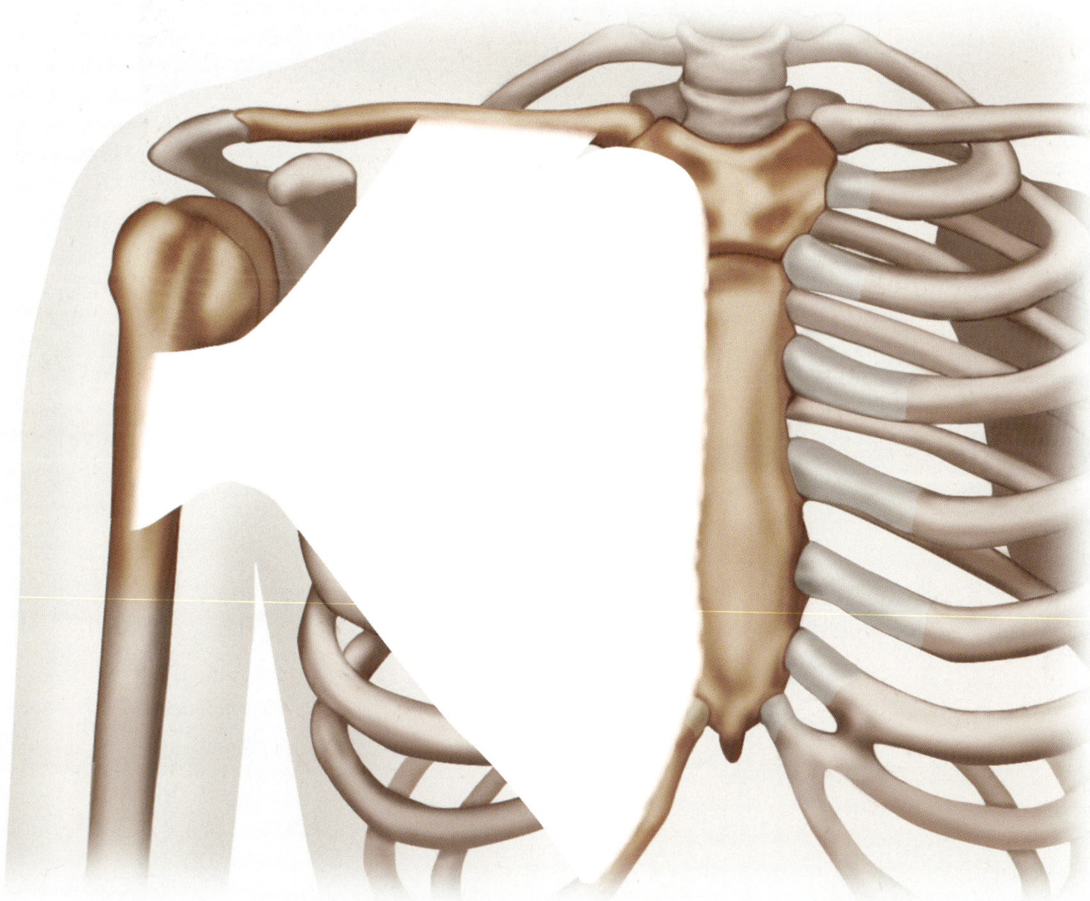

Origin

Insertion

Action

작은가슴근 Pectoralis Minor

처진 어깨를 만드는 근육이다. 갈비뼈에 부착되므로 앞톱니근, 목갈비근과 연관된다.
단축: 기능상 어깨뼈를 전, 하방 안쪽으로 당기게 된다. 이때 등세모근 위쪽 섬유가 늘어나게 되고 어깨뼈 안쪽 면과 아래각이 갈비뼈에서 들리는 Wing scapula가 발생하게 된다.

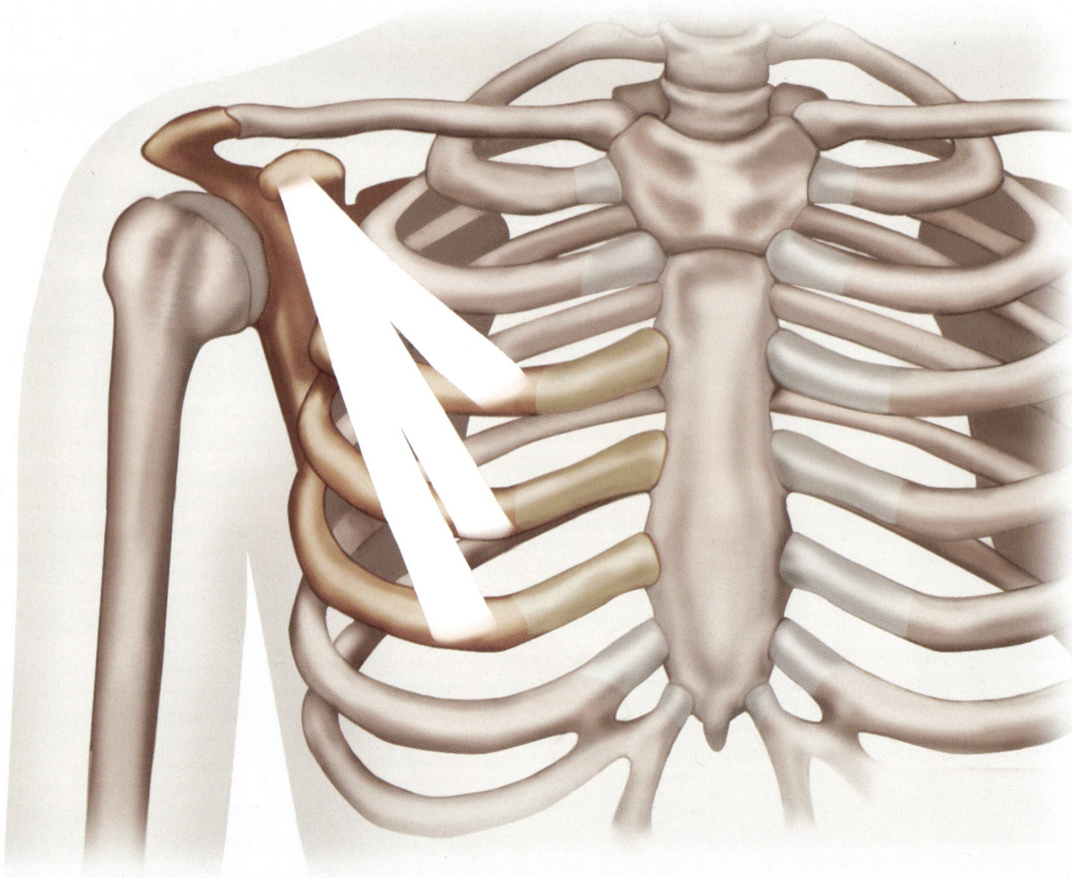

Origin

Insertion

Action

어깨올림근 Levator Scapulae

단축 상태에서 염좌가 많이 발생된다. 그리고 목의 돌림이 제한된다. 만성적으로 근육이 경직된다. 어깨뼈의 올림(Elevation) 현상을 나타낸다. 만성적으로 어깨 주위가 무겁고 위에서 누르는 느낌이 나타나 많이 사용하거나 일을 많이 해서 나타나는 현상이라고 생각한다. 그리고 두통과 목 통증, 손 저림 등의 복합적인 증상이 나타날 수 있다. 따라서 근육의 경직이 심하게 진행된다.

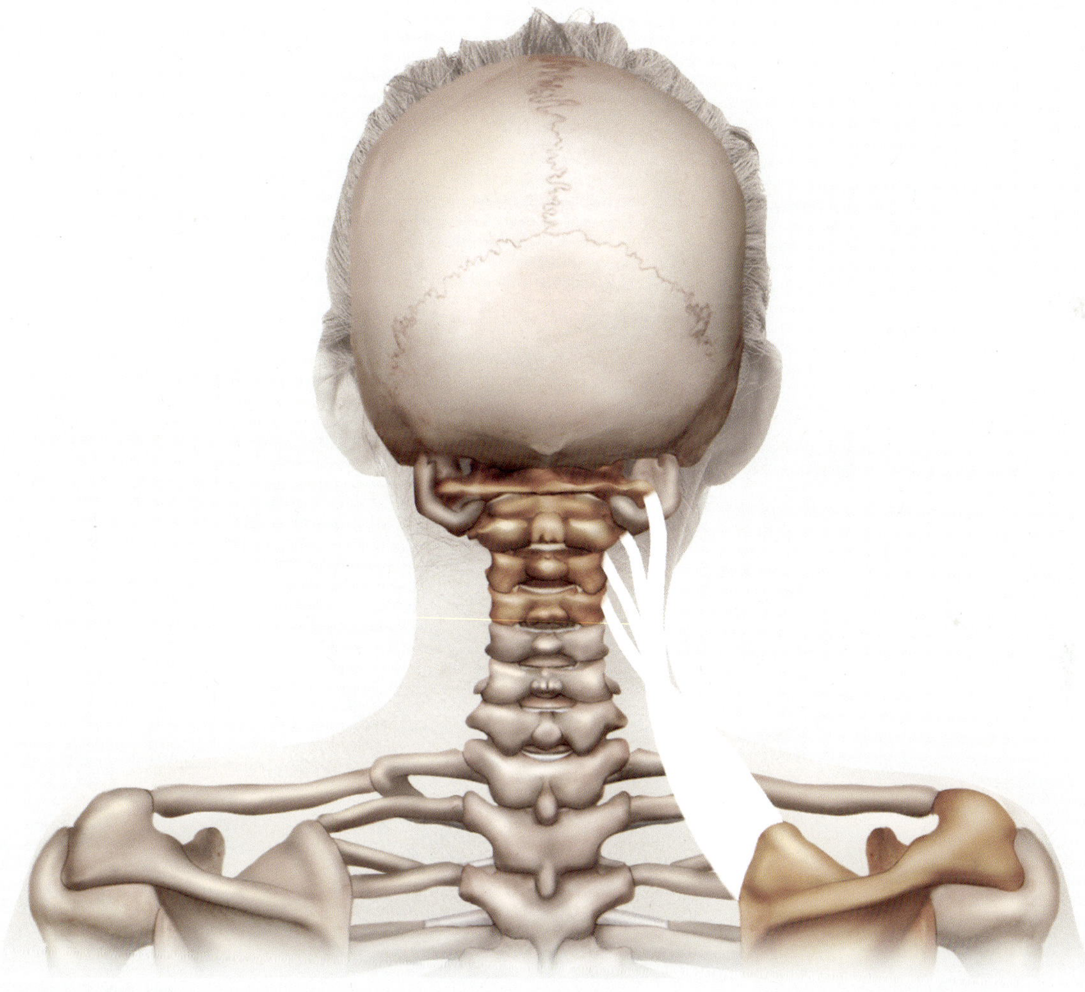

Origin ______________________

Insertion ______________________

Action ______________________

마름근 Rhomboid

작은마름근(Rhomboid Minor)은 어깨뼈 안쪽면에 부착하고 있다. 따라서 어깨올림근의 작용 시 감별하여 관찰하여야 한다. 또한 가시위근(Supraspinatus)을 안정화하는 근육이다.

단축: 어깨뼈의 안쪽 면이 들리는 Wing scapula가 나타날 수 있다.

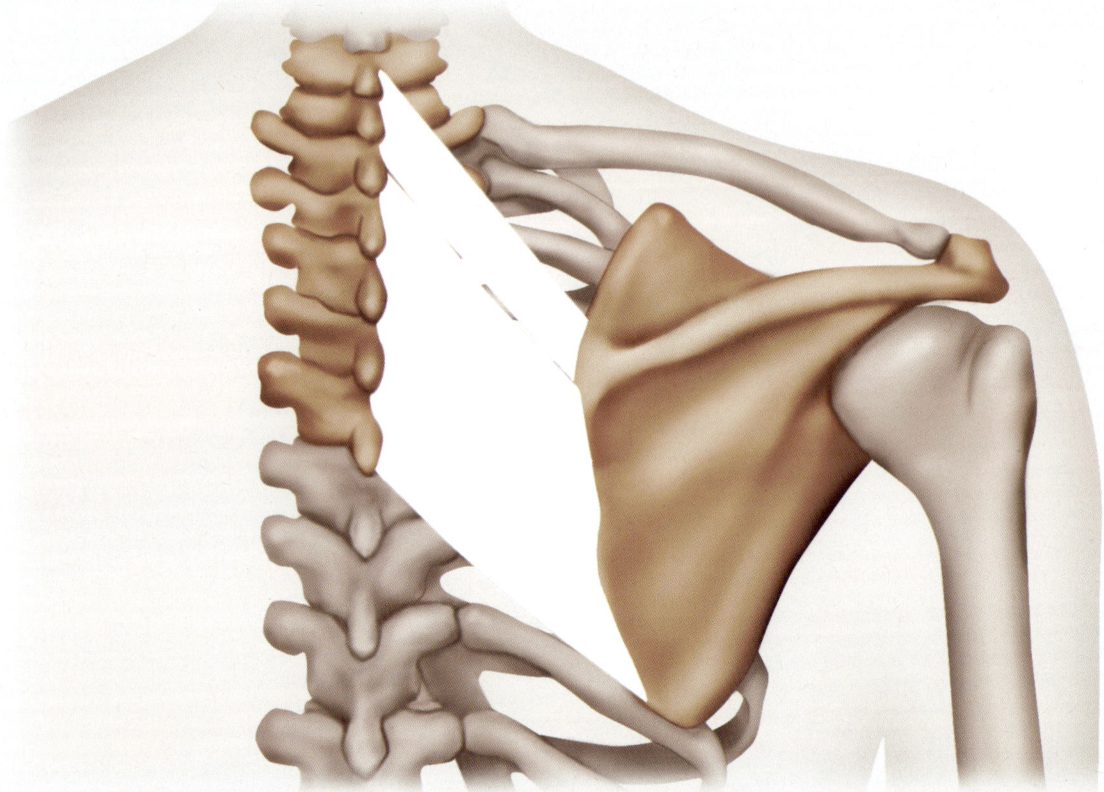

Origin ______________________

Insertion ______________________

Action ______________________

넓은등근 Latissimus Dorsi

넓은등근은 이완이 많으므로 주로 강화시켜야 한다. 큰볼기근(Gluteus maximus)의 위축 및 근수축력 약화가 같이 나타난다. 따라서 큰볼기근의 근력을 강화시켜야 한다. 그러나 요추 앞굽음(lordosis)이 일자로 형성된 대상자는 이완시켜주어야 한다.
이완성 긴장이 형성된 사람들에게는 등 부위의 굽힘(Kyphosis)현상이 나타닌다.

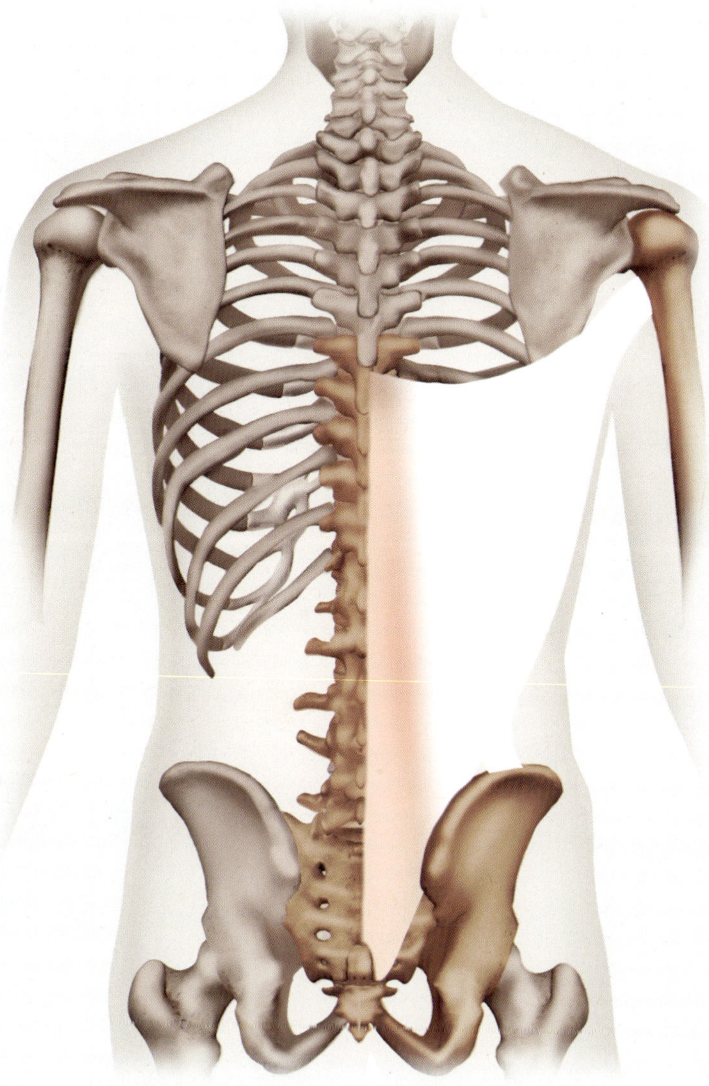

Origin

Insertion

Action

어깨밑근 Subscapularis

단독 손상 시 어깨관절의 제한은 있으나 어깨뼈의 움직임에는 제한을 주지 않는다. 어깨밑근의 억제근으로 어깨세모근에 의한 위쪽 전위를 막아 위팔뼈 머리를 안정시킨다.

어깨세모근이 우세하면 위팔뼈는 위쪽 방향으로 작용하고, 어깨밑근이 우세하면 위팔뼈는 탈구된다. (세모근의 약화가 탈구를 일으킬 수 있다.)

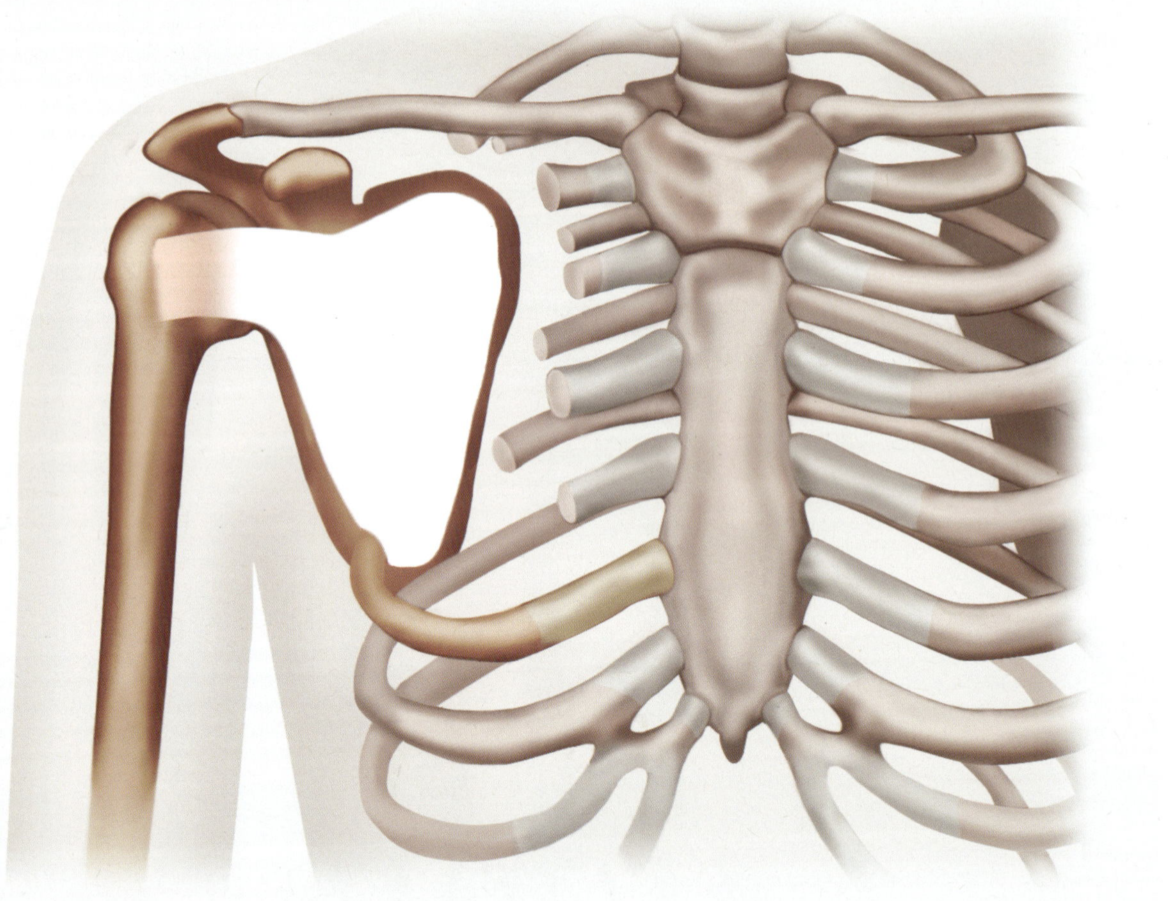

Origin

Insertion

Action

작은원근 Teres Minor

길항근인 안쪽돌림 근육들의 지속적 긴장 상태와 관련이 된다.
팔짱을 끼고 있는 자세나 아기를 안고 있는 자세와 같이 안쪽돌림 근육들의 지속적인 긴장으로 단축 상태를 일으켜 어깨 통증을 남길 수 있다.

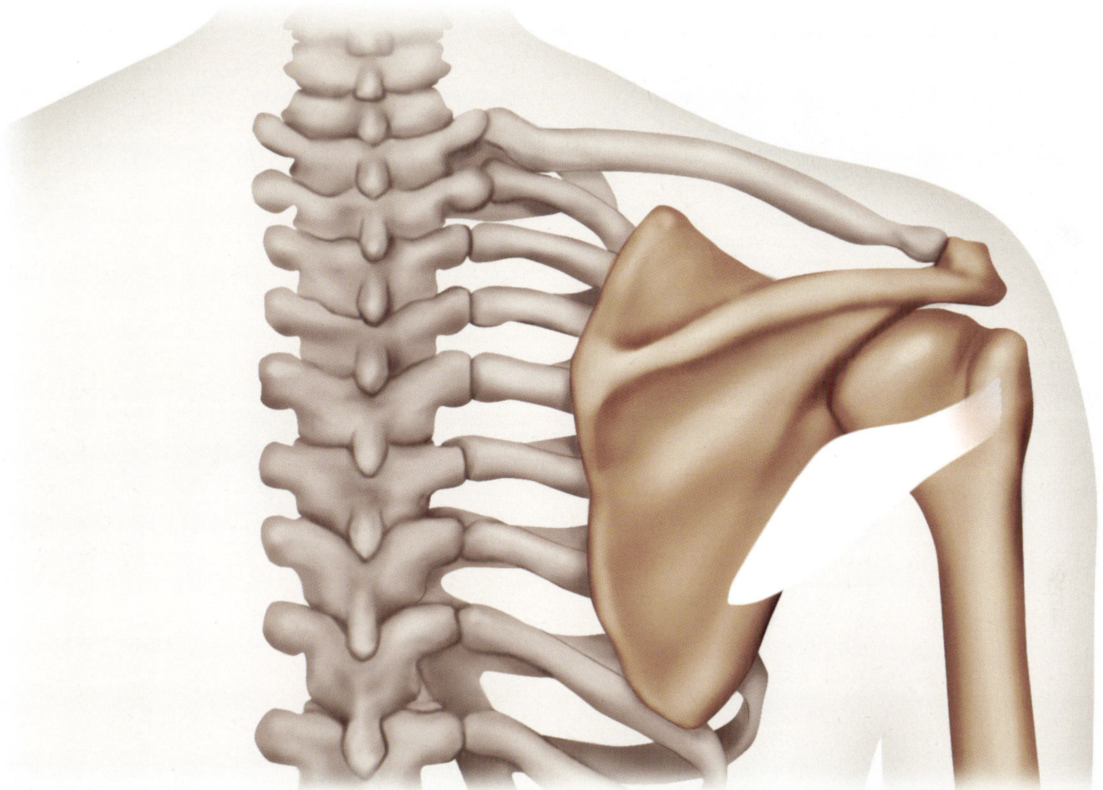

Origin

Insertion

Action

큰원근 Teres Major

넓은등근과 큰원근은 같은 작용을 한다. 넓은등근은 큰원근과 겹쳐지는 근육으로 큰원근 위에 붙는다. 따라서 큰원근 문제 시 넓은등근을 먼저 시작하는 것이 좋다.
어깨관절염증 시 관련이 깊은 근육이다.

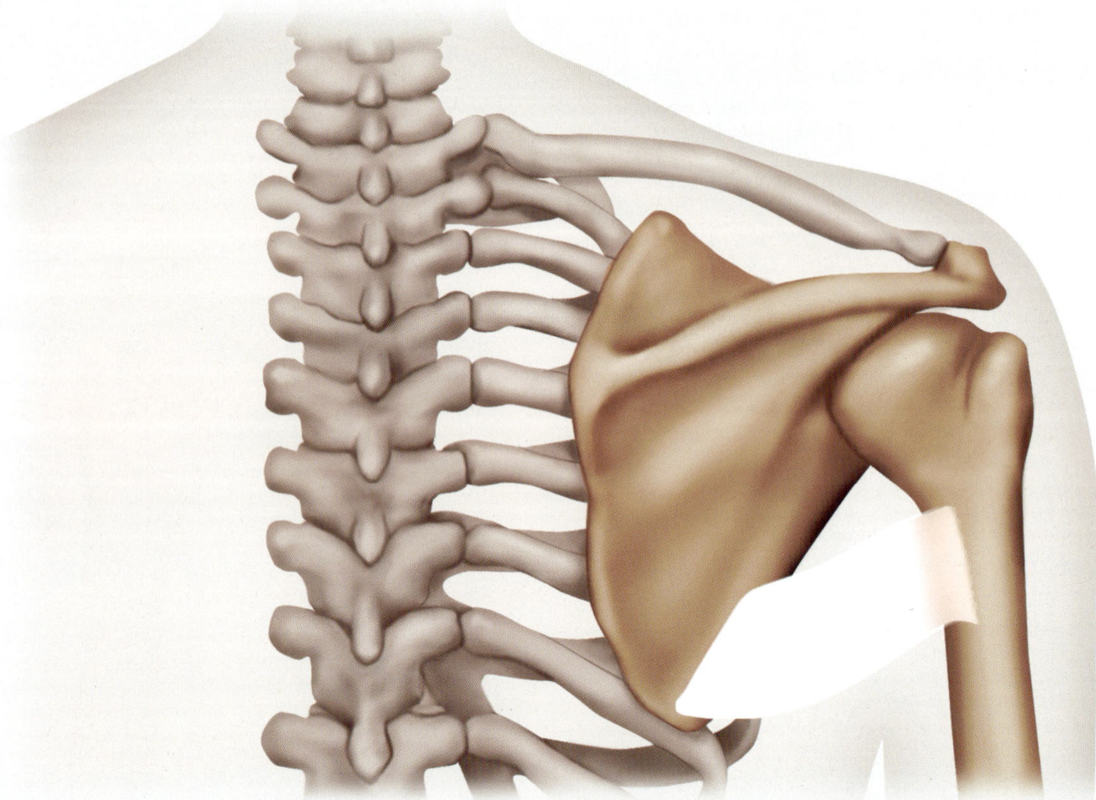

Origin ______________________

Insertion ______________________

Action ______________________

가시위근 Supraspinatus

머리를 빗는 동작, 칫솔질, 면도 등 어깨관절이 약간 벌림 되는 동작이 어렵다.
심하면 수저를 입으로 가져가기도 힘들다. (가시위근은 굽힘 30도에서 활동적인 근육)
어깨세모근하 점액낭염으로 쉽게 오진할 수 있다.

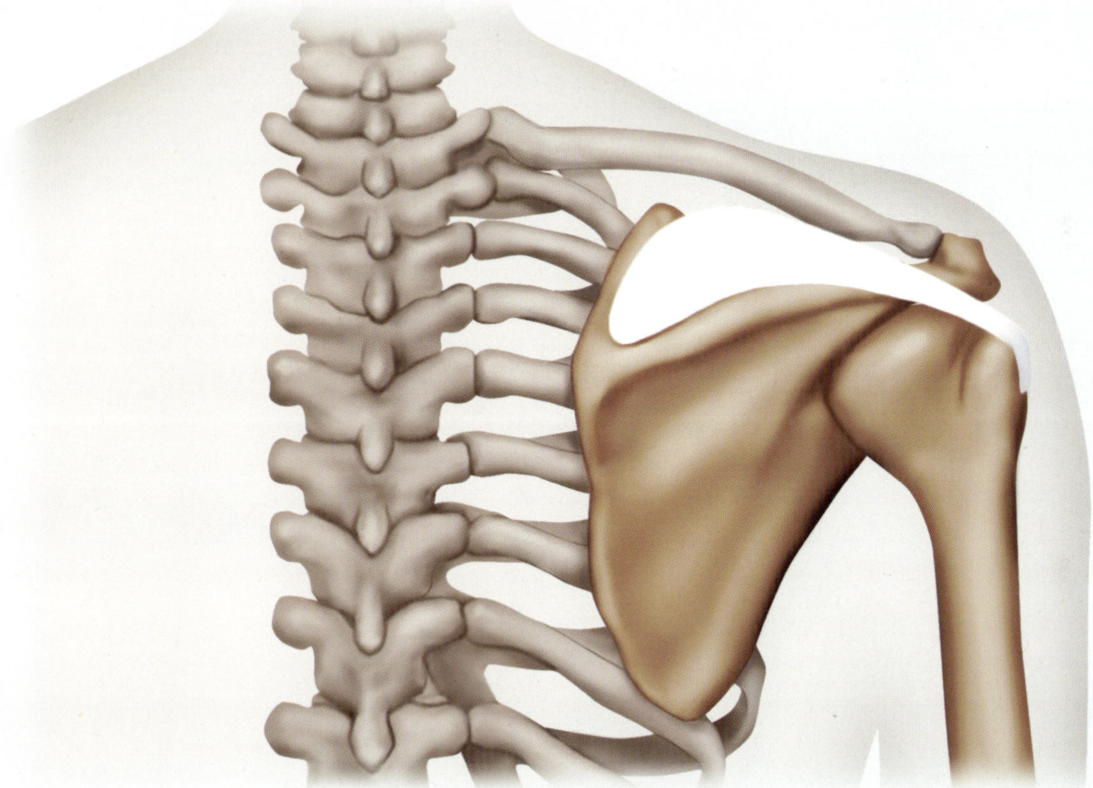

Origin ________________

Insertion ________________

Action ________________

가시아래근 Infraspinatus

가시아래근은 호흡과 밀접한 관계를 갖는다. 어깨뼈가시 아래 근육 중 가장 넓게 부착된 근육이다. Round Shoulder 시 안쪽돌림 상태이고, 이때 가시아래근은 항상 늘어난 이완성 긴장의 상태로 있다.
위팔 모음과 안쪽돌림을 요구하는 동작 (벌림근과 가쪽돌림근을 스트레칭하는 동작도 된다.)
여성의 경우 가시아래근이 원활하게 작용되어야 브래지어를 잠그게 된다. 허리 뒤로 손이 돌아가지 않고 자신의 등을 긁기가 힘들다.

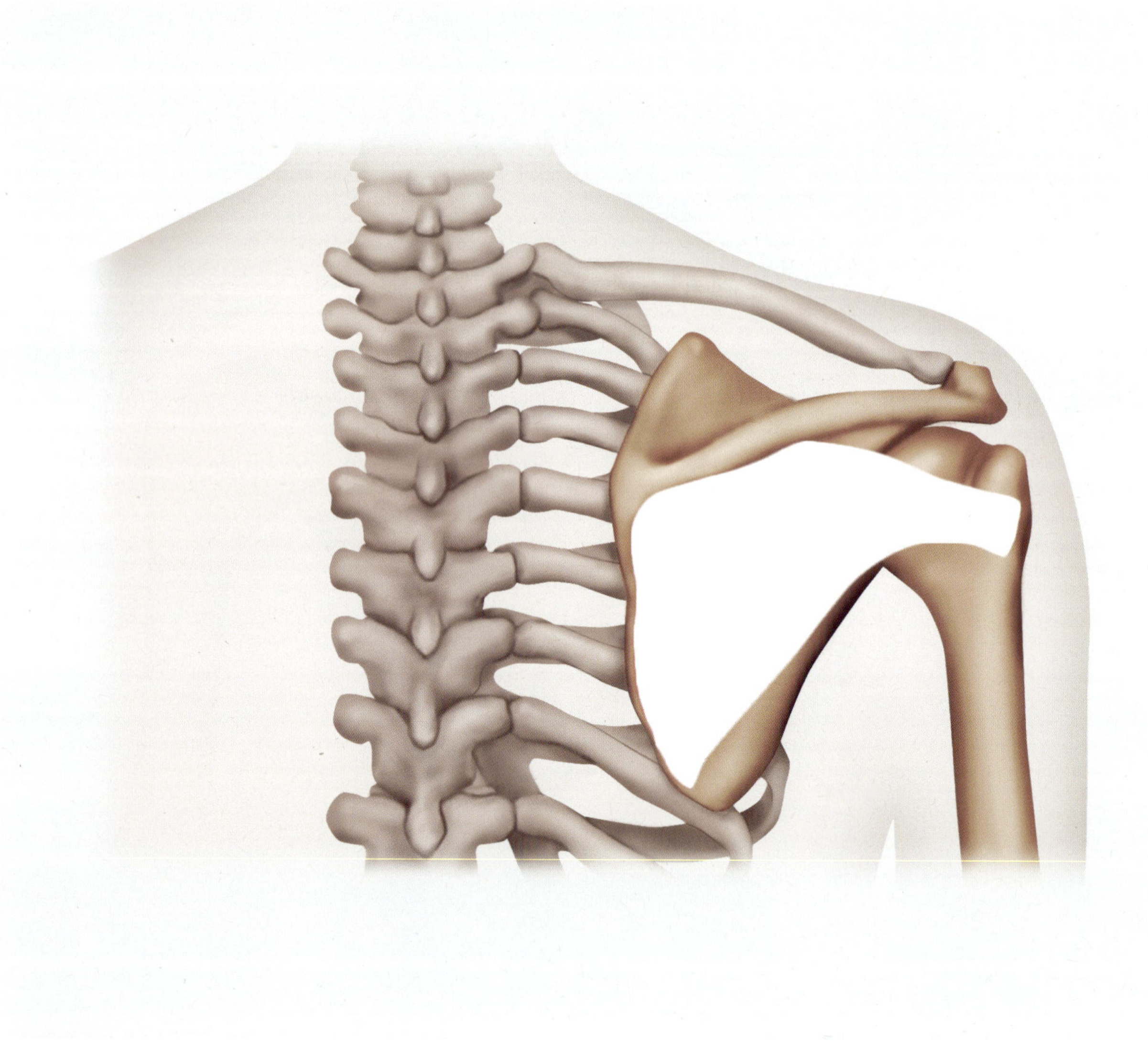

Origin

Insertion

Action

앞톱니근 Serratus Anterior

앞톱니근은 어깨뼈를 벌림 시키는 기능을 한다. 갈비뼈를 들리게 한다. 특히 배빗근(복사근)이 힘이 없는 경우 갈비뼈가 들릴 수가 있게 되고 복부 근력이 약화되면 어깨가 전방으로 늘어 날 수 있다. 약화되면 Winging scapular 현상을 일으킨다. 또한 Round shoulder가 되는 나쁜 자세로 단축된다.

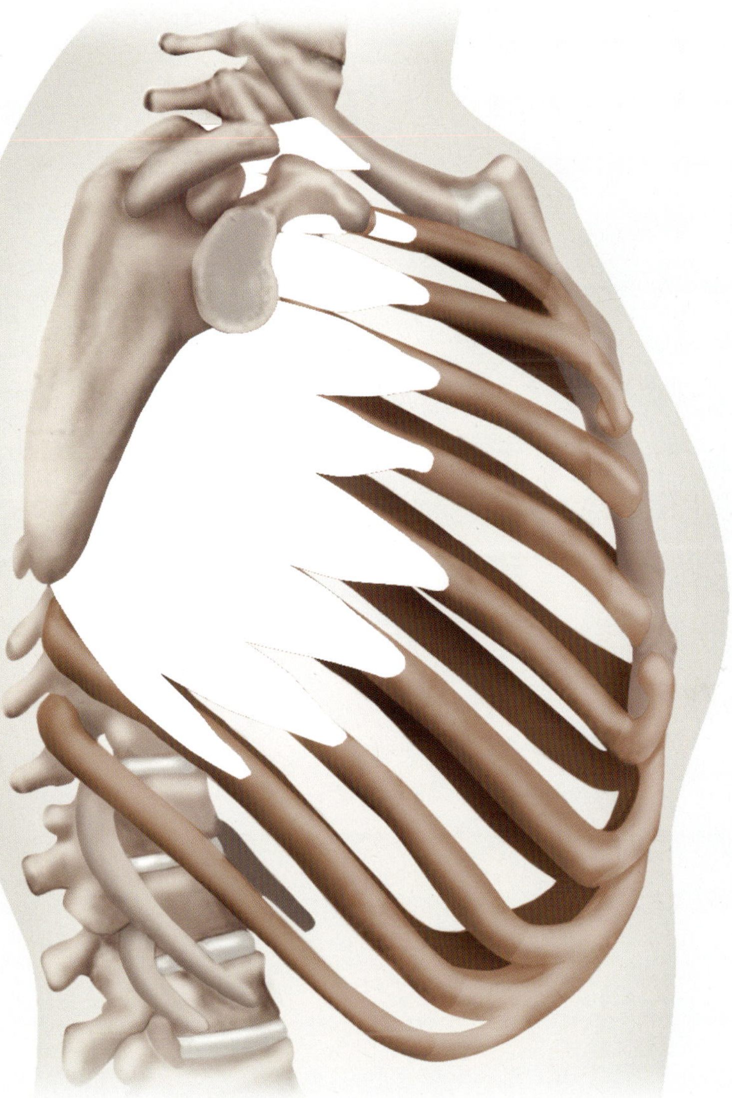

Origin

Insertion

Action

부리위팔근 CoracoBrachialis

부리위팔근이 손상 시 아기를 업는 것과 같이 유사한 동작이나 뒤주머니로 손을 가져가는 동작에 제한이 온다.

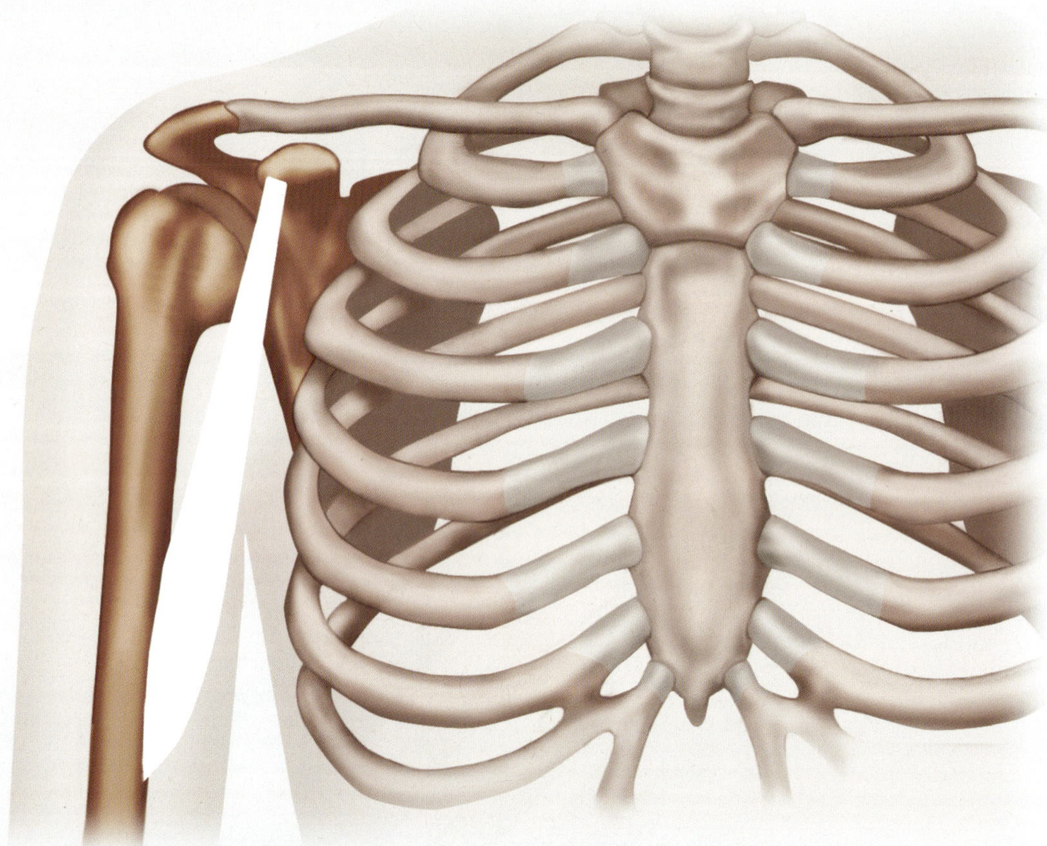

Origin

Insertion

Action

어깨세모근 Deltoid

어깨관절을 유지, 보호하는 근육이므로 근력이 항상 필요한 근육이고 평상시 근력 강화가 필요하다. 항상 피로한 근육이다. 팔을 수평으로 벌리는 것이 힘들고 통증이 나타난다. (어깨 벌림 20도에서 나타나는 통증은 어깨가시근, 90도에서 나타나는 통증은 어깨세모근)

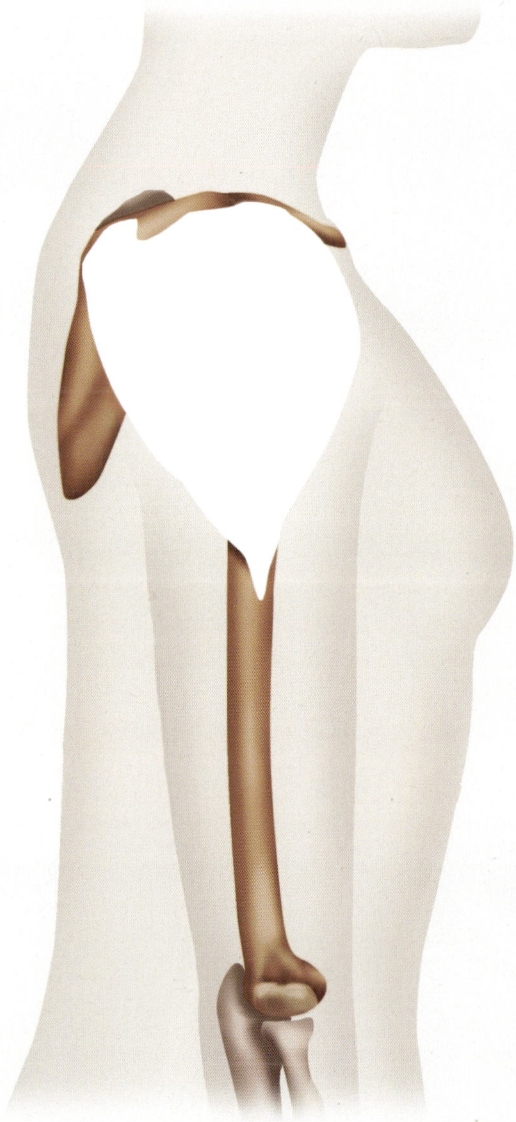

Origin ____________________

Insertion ____________________

Action ____________________

위팔두갈래근 Biceps Brachii

어깨 윗부분과 앞부분에 통증이 나타난다. 굽힘과 벌림 시 어깨 높이보다 더 높이 올릴 때 통증이 생긴다. 아래팔 굽힘 시 어깨관절의 굽힘근들이 함께 수축할 수 있기 때문에 위팔을 충분히 이완 시켜 놓는 것이 중요하다. 통증은 주로 팔꿉관절, 어깨관절에 있고 근육 부위에는 거의 없다. 위팔두갈래근 부위에 통증은 빗장밑근이다.

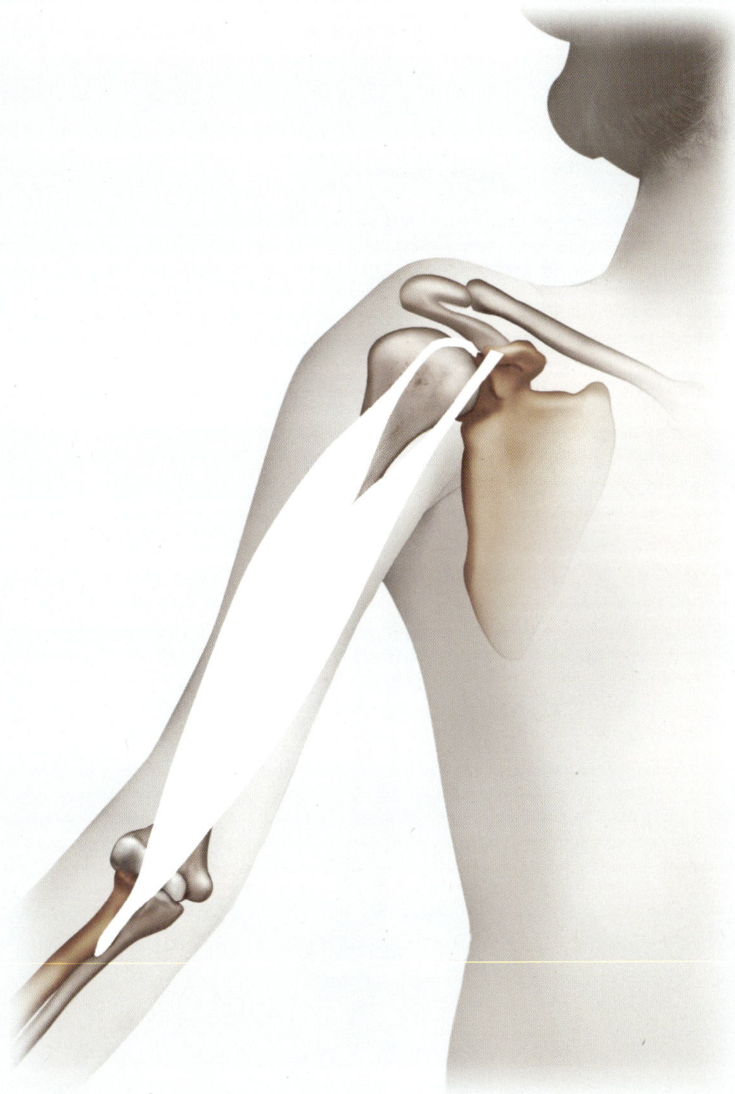

Origin

Insertion

Action

위팔세갈래근 Triceps Brachii

여성의 경우는 근육의 약화로 지방이 많이 누적되는 근육이다.
긴 갈래는 위팔뼈를 어깨뼈 쪽으로 당기는 힘이 발생한다.
어깨가 굽은 사람들에게서는 주로 이완성 과긴장이 되어 있는 경향이 있다.
짧아지면 팔꿈치 폄의 작용이 제한이 많다.

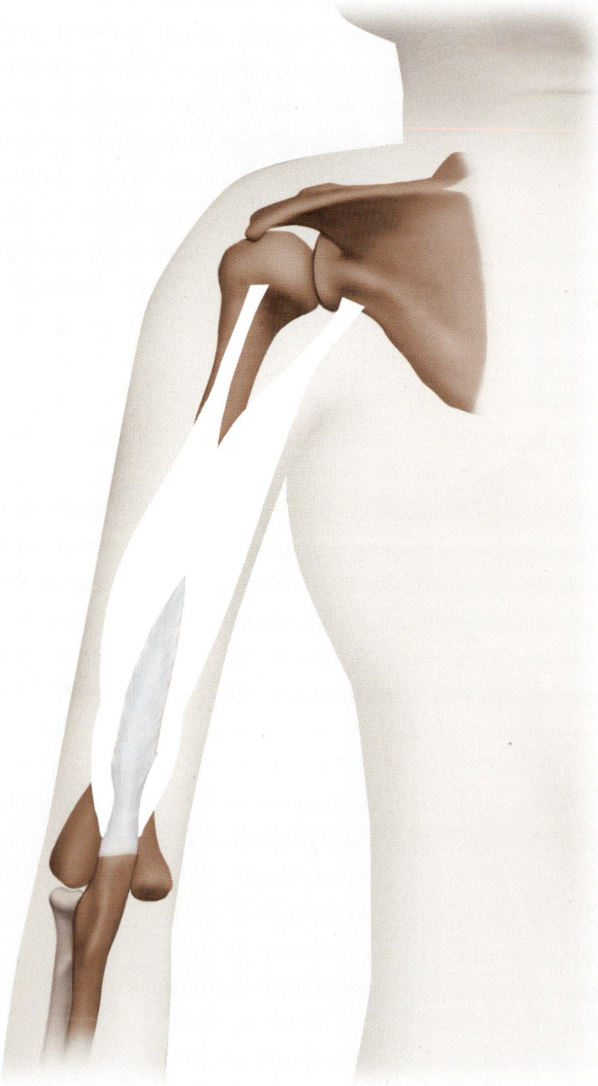

Origin

Insertion

Action

위팔근 Brachialis

팔베개를 하고 잠을 자는 습관을 가진 경우 단축성 긴장을 하게 된다.
위팔근의 가운데 부분은 위팔의 중간 지점에 있기 때문에 이 부위에 위팔동맥과 정중신경, 자신경이 존재하기 때문에 조심스럽게 한다.
턱걸이 운동과 같이 팔꿈치 관절을 굽히고, 위팔을 향해 아래팔이 움직일 때 활성화된다.

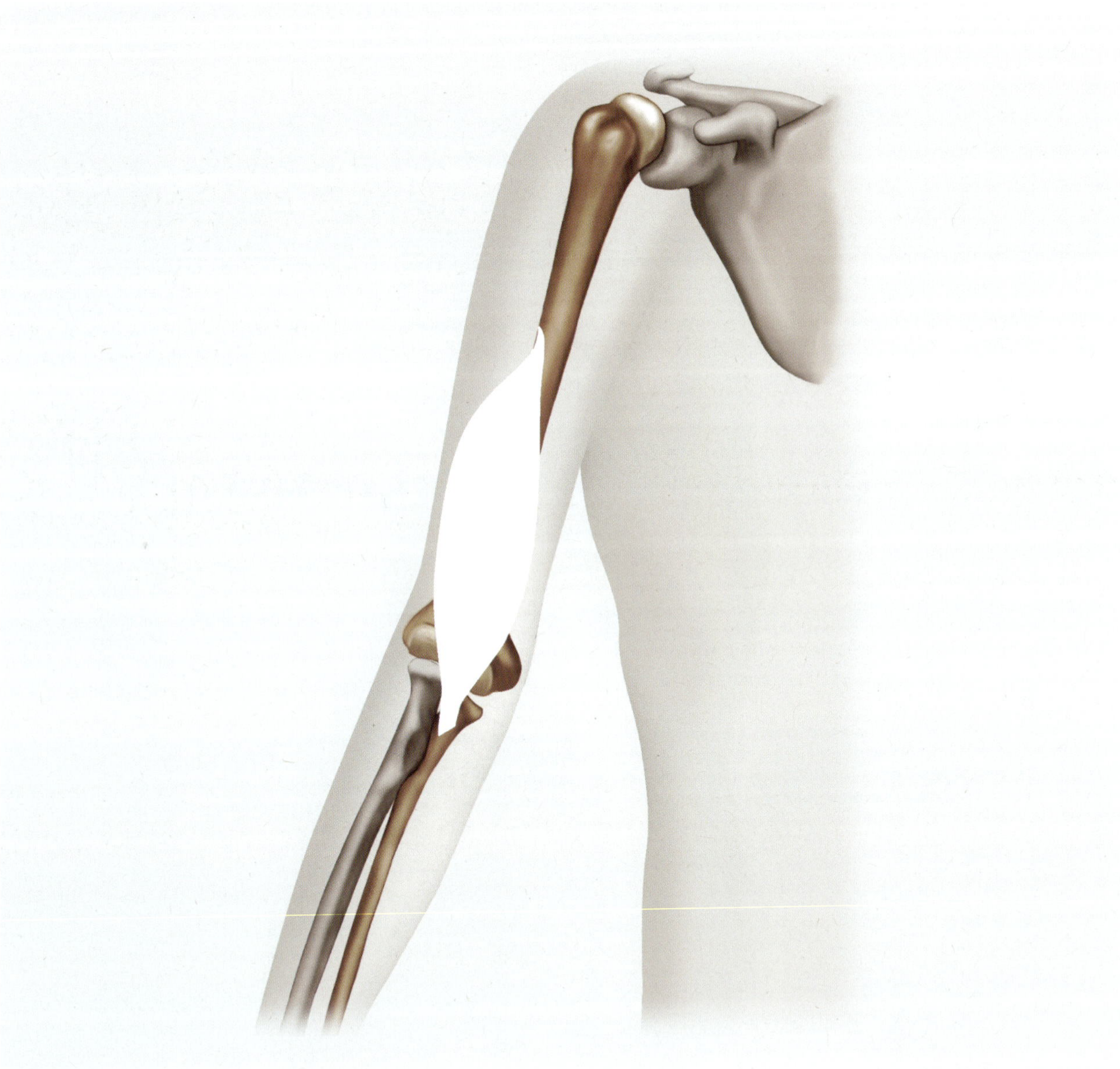

Origin

Insertion

Action

위팔노근 Brachioradialis

팔꿉관절 굽힘근으로 손목 관절의 중립 위 상태에서 수축력을 발휘한다.
팔꿉관절을 굽힘하고, 아래팔 엎침과 뒤침 저항 시 도움을 준다.

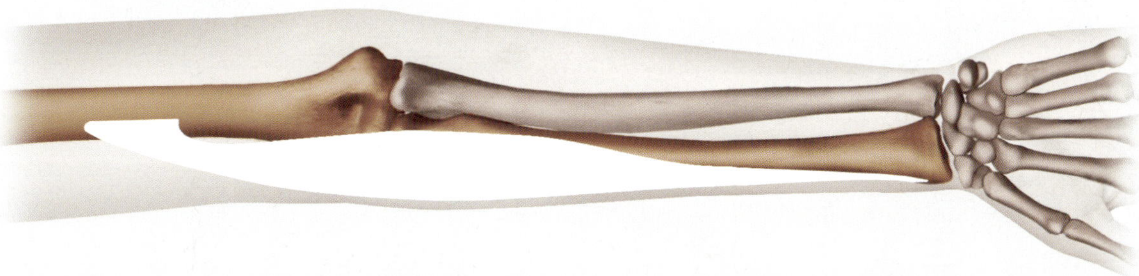

Origin

Insertion

Action

손뒤침근 Supinator

테니스엘보(Tennis elbow pain)를 가장 흔하게 일으키는 근육이다.
팔굽관절을 편 상태에서 뒤침시킬 때는 뒤침근이 작용하고 팔꿉관절을 굽힘한 상태에서 뒤침시킬 때는 위팔두갈래근이 작용한다.

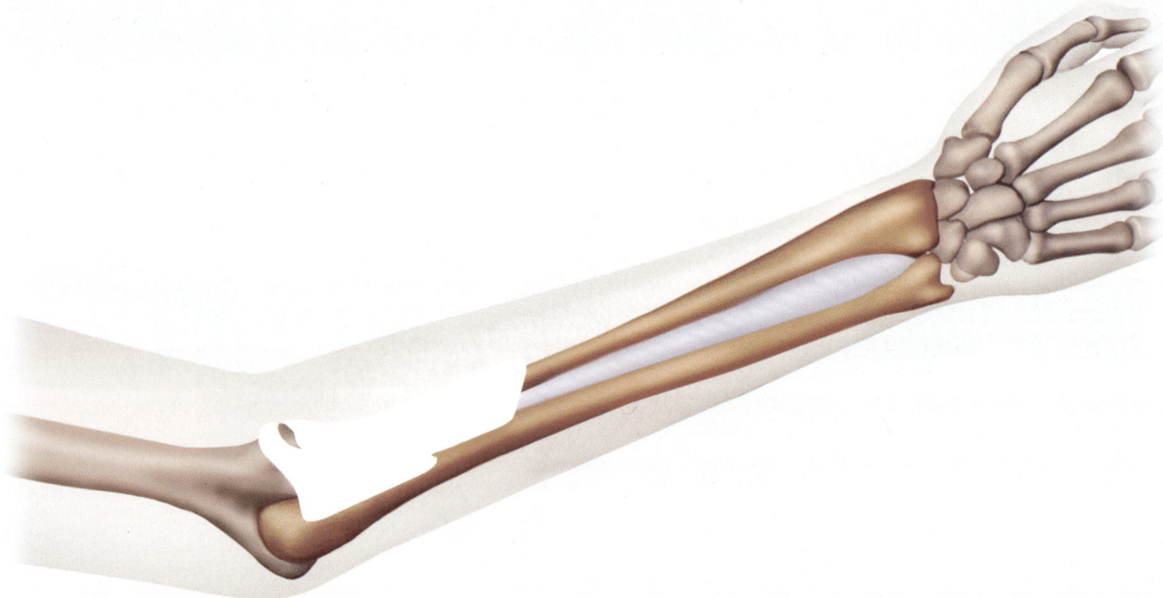

Origin

Insertion

Action

원엎침근 Pronator Teres

단축되면 아래팔을 엎침 시킨 상태에서 팔꿉관절을 굽힘한다. 엎침 상태에서 뒤침으로 동작에 변화 시에 불편하다. 이완되면 아래팔을 뒤침하는 자세를 취한다. 팔꿉관절 펴 상태에서 무거운 가방이나 짐 등을 들기가 어렵다.

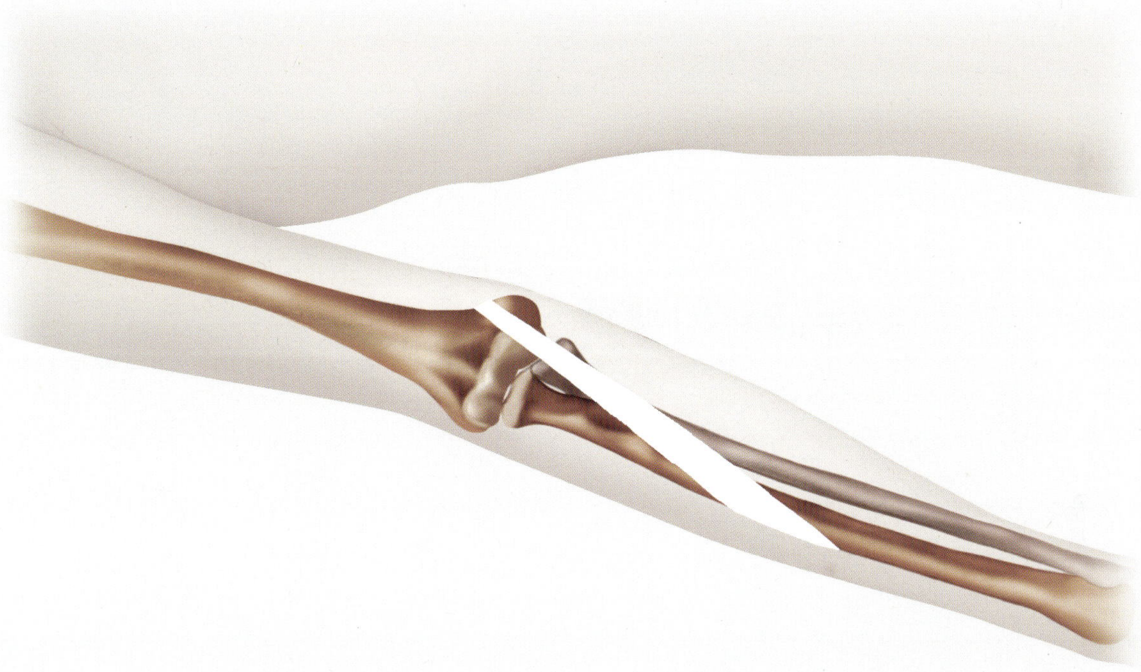

Origin ______

Insertion ______

Action ______

네모엎침근 Pronator Quadratus

아래팔 엎침에 주요 근육이다.

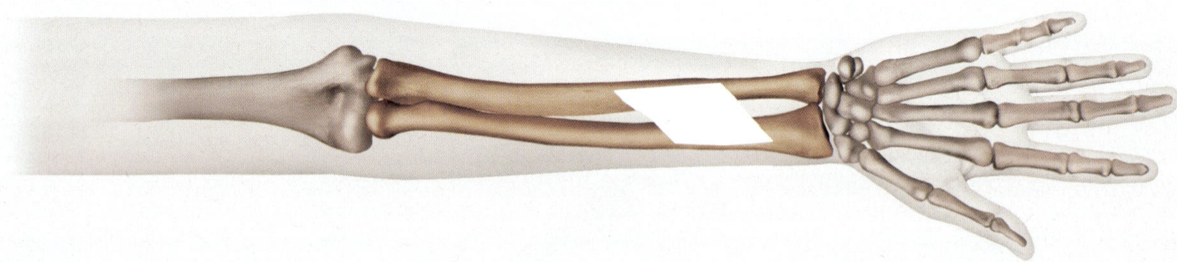

Origin ____________________

Insertion ____________________

Action ____________________

PART

—

IV

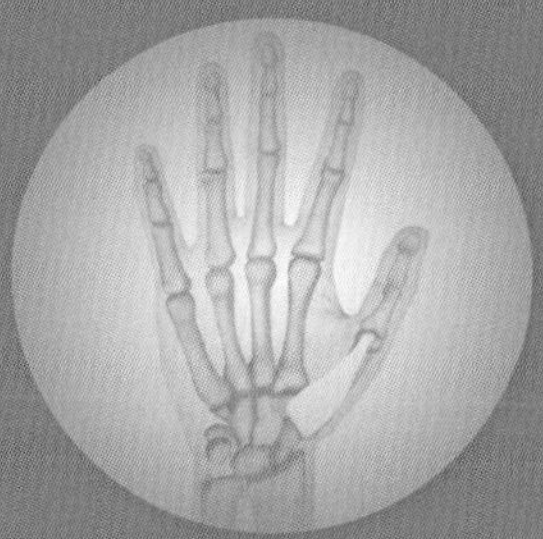

손목 및 손

Wrist and hand

긴노쪽손목폄근 Extensor Carpi Radialis Longus

가쪽위관절융기의 압통과 통증(Tennis elbow)을 일으킨다. 단축이 발생되면 손목의 폄과 노뼈 쪽 방향으로 이동한다. 손목의 폄이 약해지면, 손목이 자뼈 쪽 방향으로 이동한다.

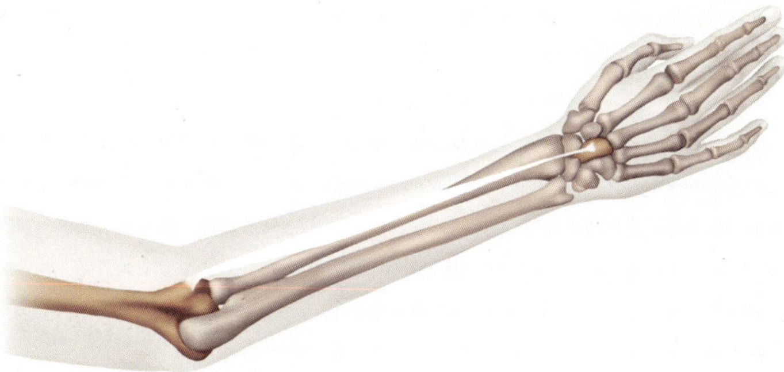

Origin ____________________

Insertion ____________________

Action ____________________

짧은노쪽손목폄근 Extensor Carpi Radialis Brevis

문고리 돌리는 동작과 같은 작업에서 통증과 손상이 나타난다.
손목의 폄이 약해지면, 손목이 자뼈 쪽 방향으로 이동한다.

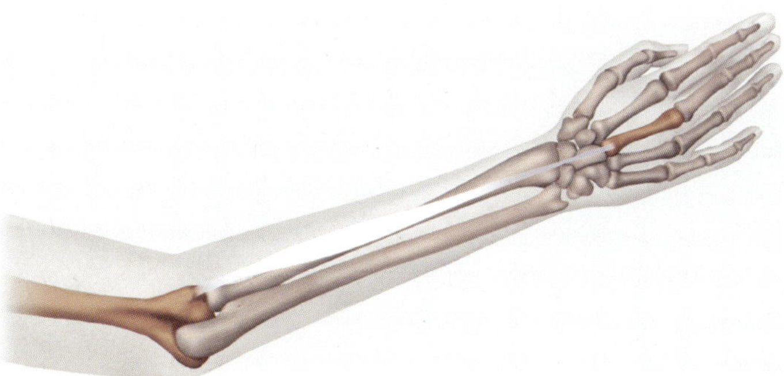

Origin ____________________

Insertion ____________________

Action ____________________

자쪽손목폄근 Extensor Carpi Ulnaris

반복적으로 손잡이를 강하게 쥐는 운동이나 작업 시 손상이 발생된다. 야구 배트나 골프채의 손잡이 두께가 클수록 손상이 쉽게 발생한다. 배구나 농구 경기 시 공이 손가락 끝에 맞아 손목이 젖혀질 때 발생된다. 넘어질 때 손을 짚은 후에 근의 과긴장이 발생한다.

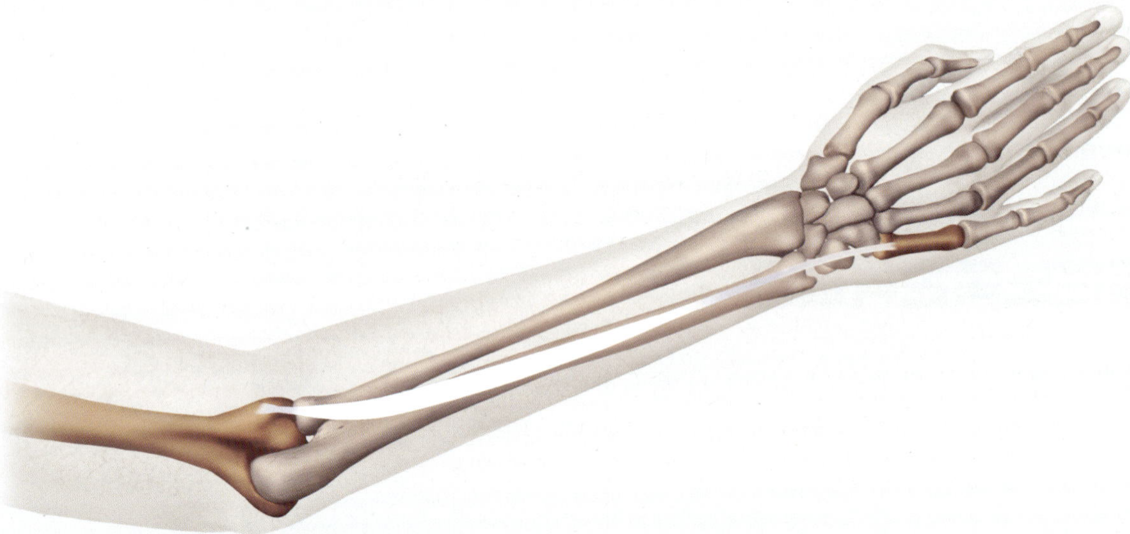

Origin ______________________

Insertion ______________________

Action ______________________

새끼손가락폄근 Extensor Digiti Minimi

병뚜껑을 열거나 문 손잡이를 돌리는 동작 시 순간적으로 과부하를 받을 수가 있다.
특이한 증상 발현은 없다.

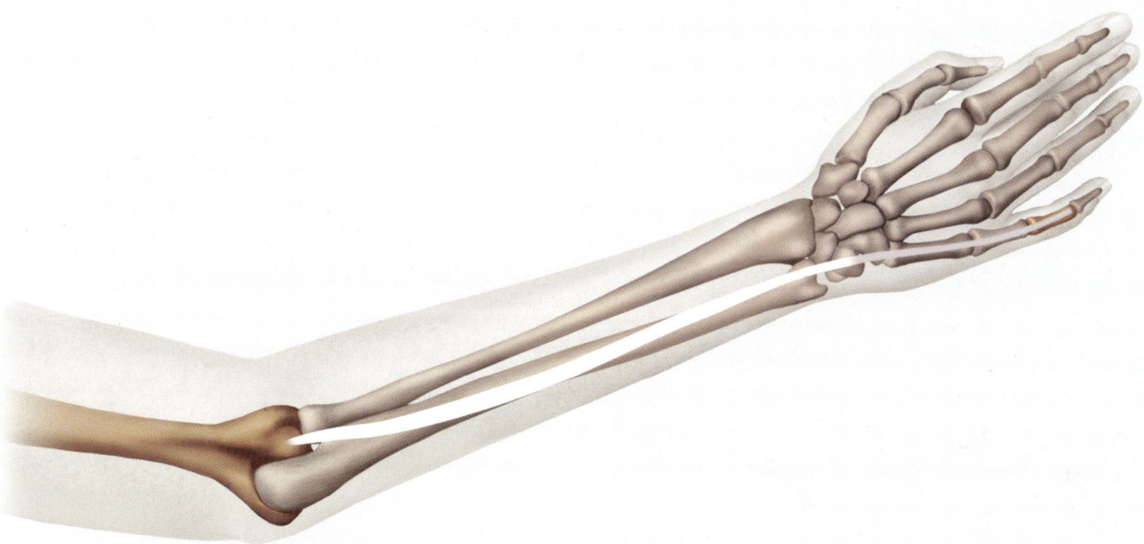

Origin

Insertion

Action

손가락폄근 Extensor Digitorum

악수같이 손을 꽉 쥐는 동작이 힘들다.
가운데 손가락폄근에 단독으로 병변이 발생하면 통증이 나타나지 않고 악력의 약화가 일어나기도 한다. 단축되면 손허리손가락관절의 과도한 폄 기형이 나타난다.

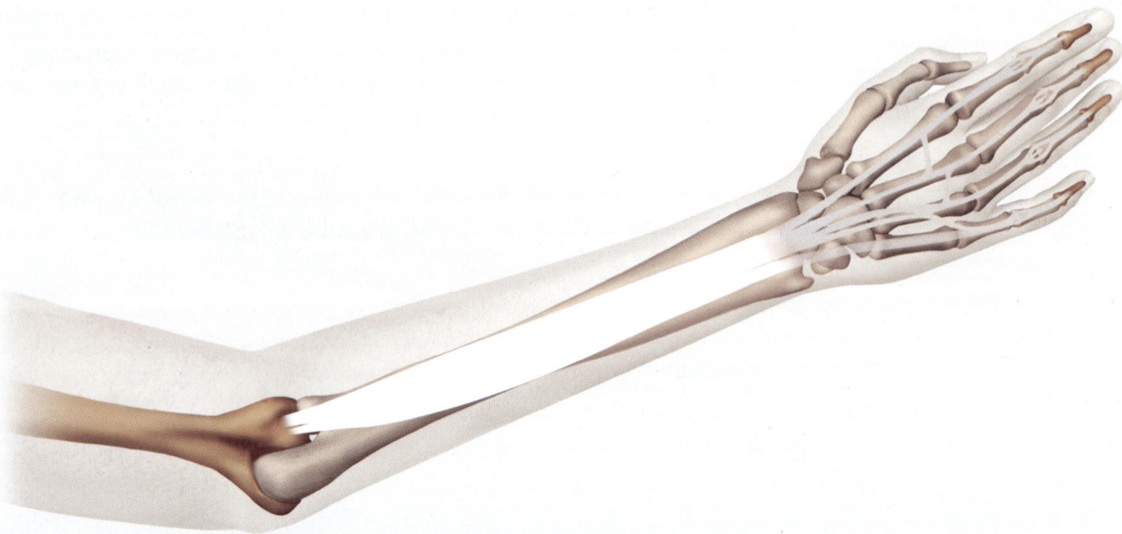

Origin ____________________

Insertion ____________________

Action ____________________

집게폄근 Extensor Indicis

단축되면 두 번째 손허리손가락관절의 과도한 폄이 나타난다.
밭일을 많이하는 시골 할머니들에게서 흔히 발생한다.
손가락관절의 뻣뻣함을 호소하고 손가락 관절의 시림을 호소하기도 한다.

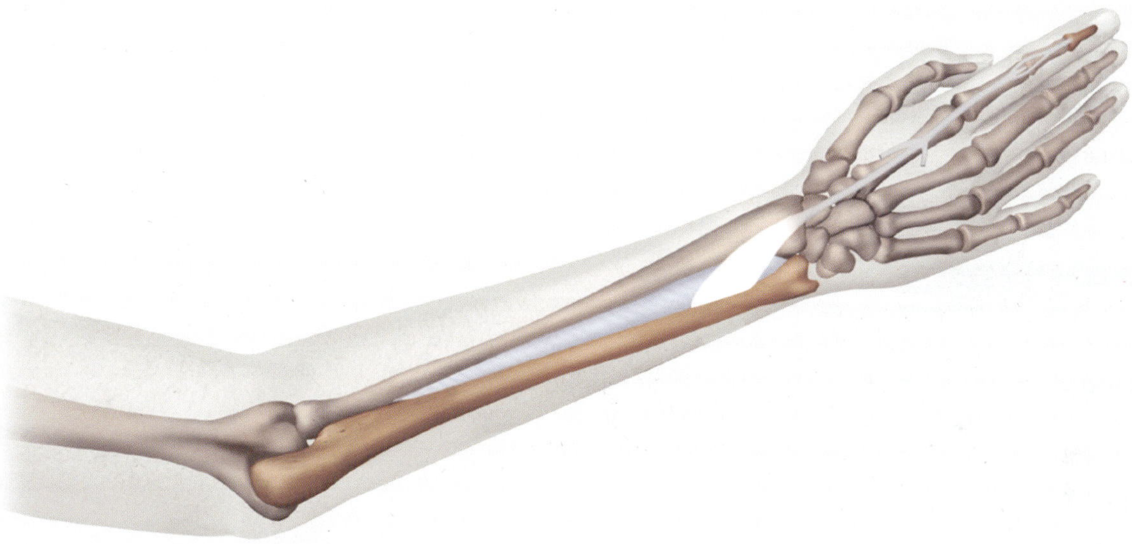

Origin

Insertion

Action

짧은엄지폄근 Extensor Pollicis Brevis

이완성으로 엄지손허리관절의 굽힘 자세가 나타난다.
코담배갑(Snuff box)의 노뼈 측 경계면을 이루고 있는 힘줄이다.

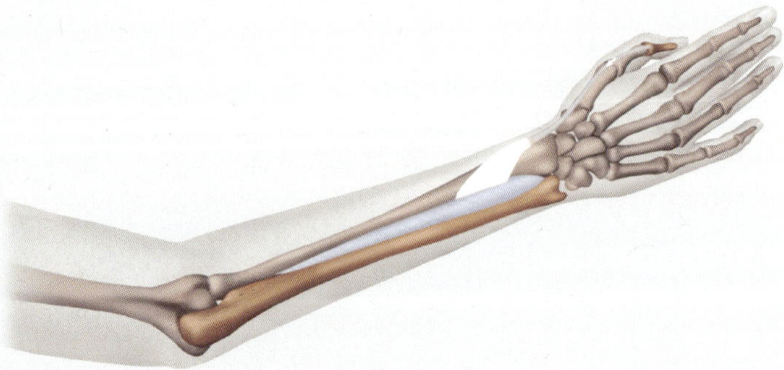

Origin

Insertion

Action

긴엄지폄근 Extensor Pollicis Longus

이완성 현상으로 손가락사이관절의 굽힘 변형이 발생한다.

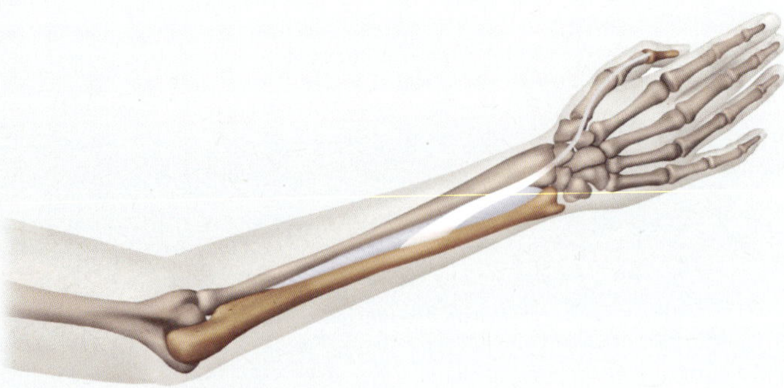

Origin

Insertion

Action

짧은엄지벌림근 Abductor Pollicis Brevis

글씨나 가는 붓 등을 사용하는 직업에서 과긴장의 결과로 손상을 초래한다. 노인들의 경우 손을 짚고 넘어졌을 때 발생한 골절 치료 후 근육의 상태가 위축이 많이 발생된다.

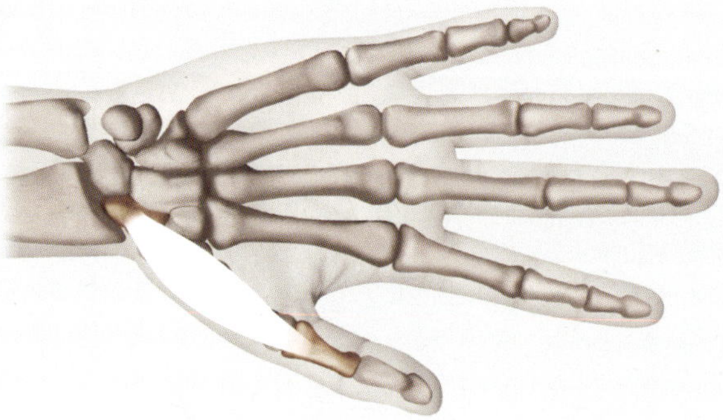

Origin

Insertion

Action

긴손바닥근 Palmaris Longus

단축으로 손바닥의 구축이 진행된다. 이완으로 손바닥을 동그랗게 모으는 능력이 감소된다. 반복적 사용으로 통증이 나타난다. (타이핑, 마사지) 손바닥에 나타나는 모든 통증과 관련된다.

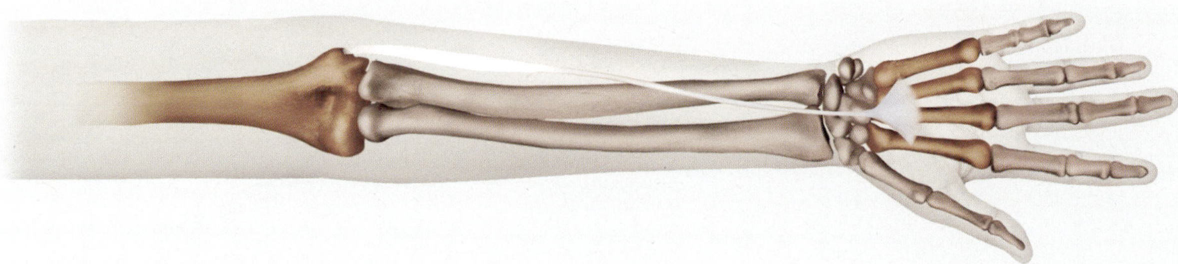

Origin

Insertion

Action

노쪽손목굽힘근 Flexor Carpi Radialis

안쪽 융기염이 발생하는 근육이다. 단축으로 손목의 노쪽 굽힘 발생한다.
이완으로 손목의 굽힘과 뒤침 강도 감소하고, 손의 자쪽 치우침 발생한다.

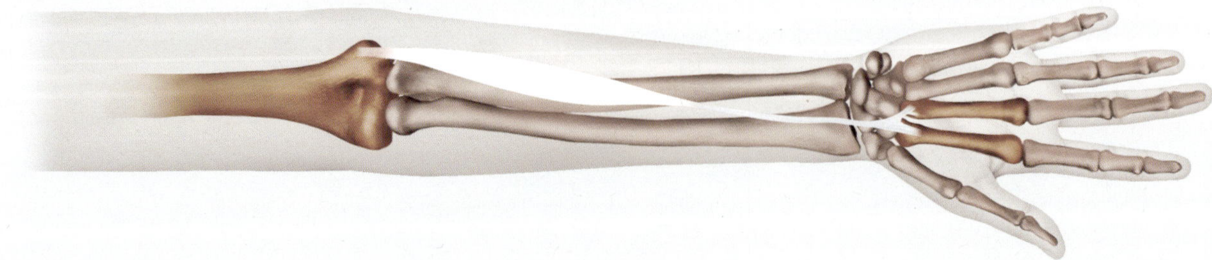

Origin

Insertion

Action

자쪽손목굽힘근 Flexor Carpi Ulnaris

단축으로 자뼈 쪽 측면을 향해 손목의 굽힘이 진행된다.
이완으로 손목의 굽힘 강도 감소하고, 손의 노뼈 쪽 치우침이 발생한다.

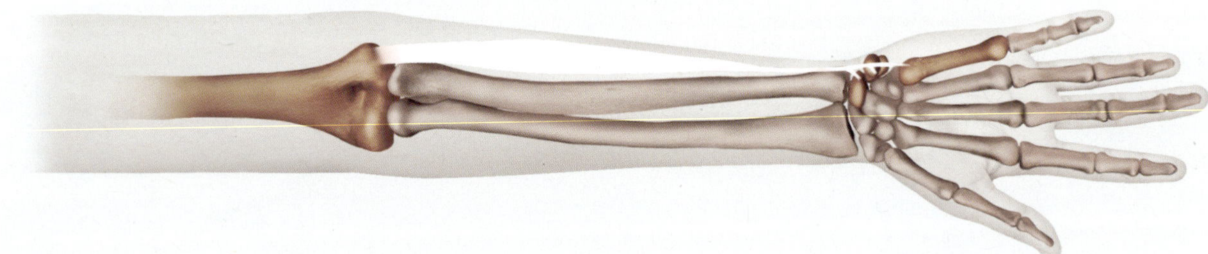

Origin

Insertion

Action

얕은손가락굽힘근 Flexor Digitorum Superficialis

이완성으로 손목을 굽히고 쥐는 힘이 감소한다. 단축으로 손목이 편 상태일 때 중간 손가락이 굽혀져 단축되거나, 손가락이 펌 될 때 손가락이 굽혀져 단축된다.

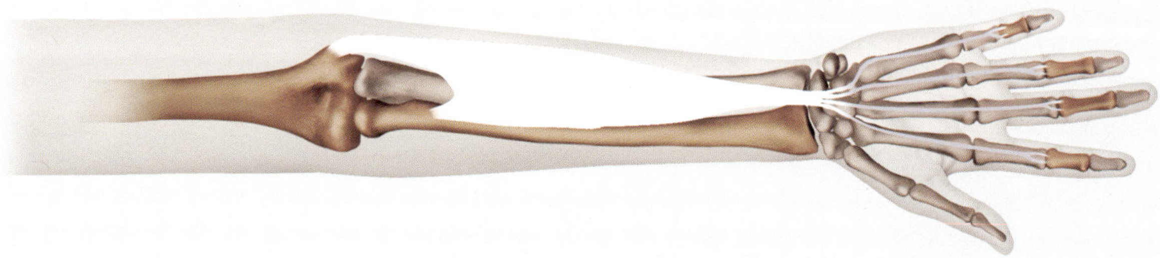

Origin ______

Insertion ______

Action ______

깊은손가락굽힘근 Flexor Digitorum Profundus

단축으로 먼 쪽 손가락의 굽힘 기형이 나타난다.
이완성으로 몸 쪽 손가락 사이 관절, 손허리손가락관절과 손허리관절의 굽힘 기능 감소된다.

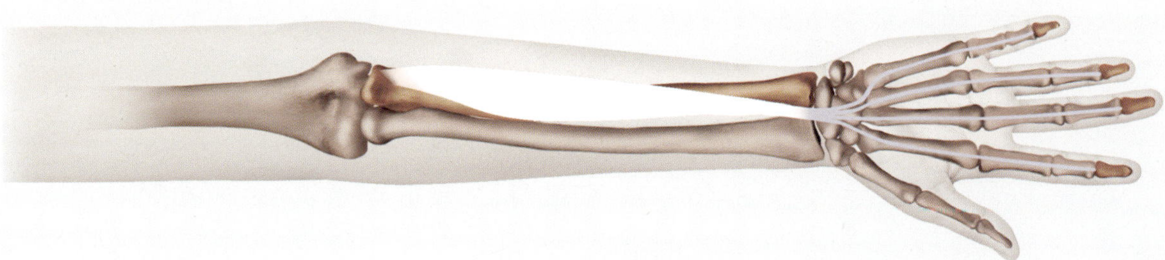

Origin ______

Insertion ______

Action ______

긴엄지굽힘근 Flexor Pollicis Longus

류마티스 관절 결과로 건파열 발생이 쉽다. 손배뼈(Scaphoid)의 골극 형성으로 힘줄의 마모가 증가되어 파열된다. 단축으로 엄지손가락 사이 관절의 굽힘 기형이 나타난다. 이완성으로 손가락 사이 관절의 과도한 폄 기형이 발생된다.

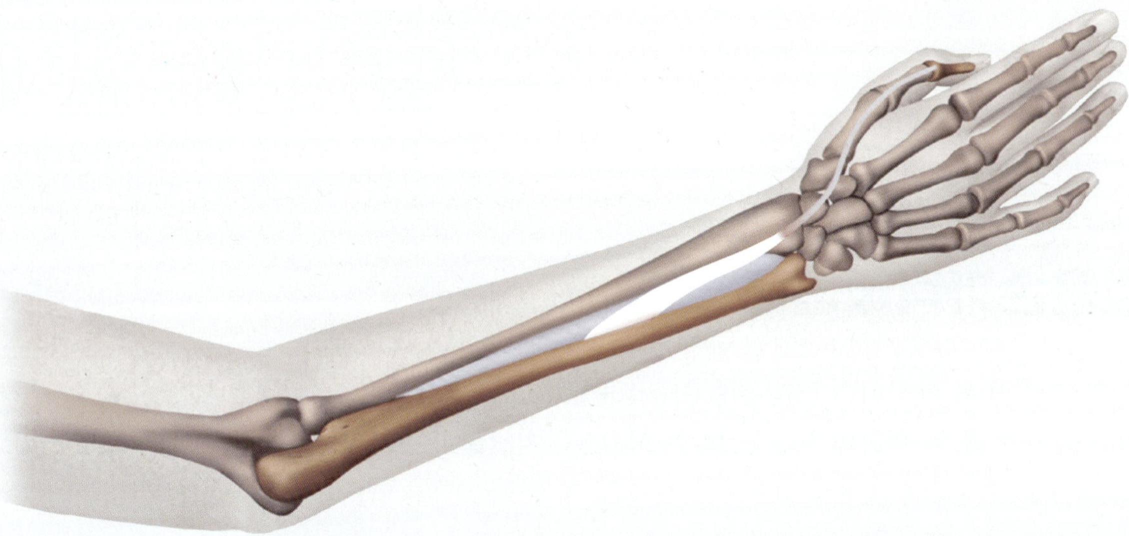

Origin ______________________

Insertion ______________________

Action ______________________

엄지모음근 Adductor Pollicis

손상 시 단추 끼우기, 젓가락질, 그림 그리기 등 정교한 손동작을 작용하기 어렵다.
이완성으로 엄지를 쥐거나 주먹을 꽉 쥐지 못한다.

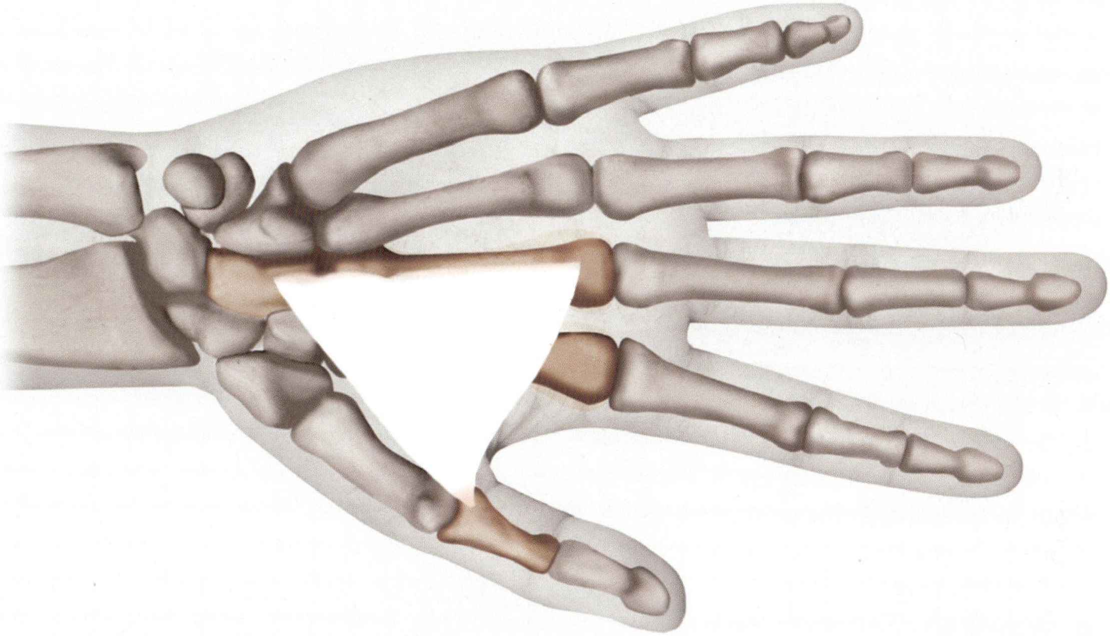

Origin

Insertion

Action

짧은엄지굽힘근 Flexor Pollicis Brevis

손허리손가락관절의 굽힘이 감소하고, 엄지와 손가락 사이로 물건을 쥐기가 어려워진다. 약화로 손가락손허리관절의 과다 폄 변형이 발생할 수 있다.

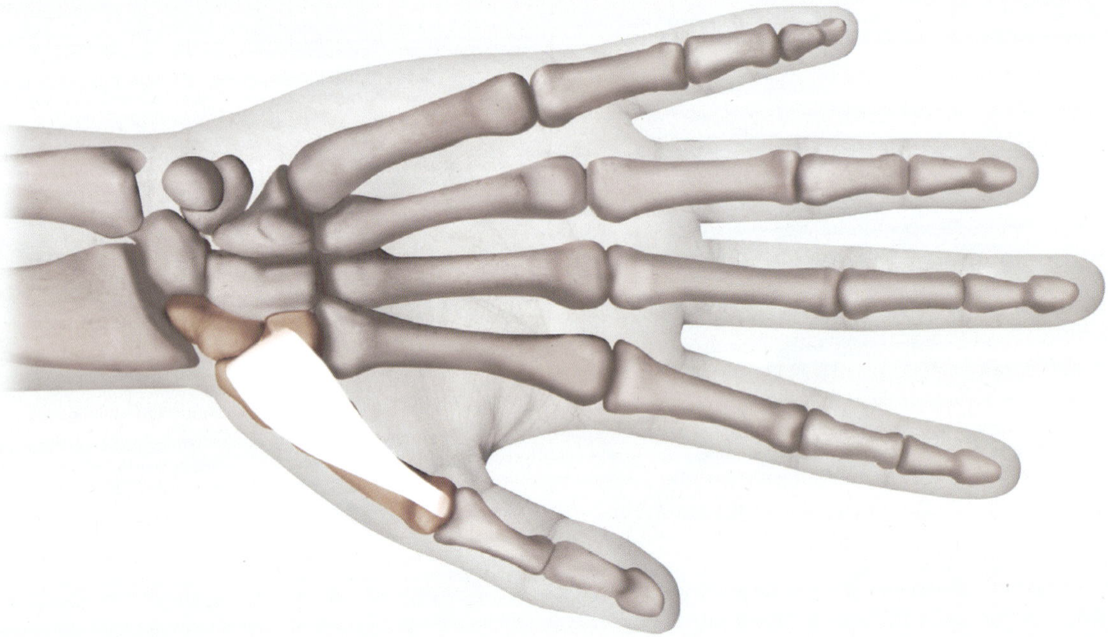

Origin ____________________

Insertion ____________________

Action ____________________

긴엄지벌림근 Abductor Pollicis Longus

긴엄지벌림근이나 짧은엄지폄근의 지속적인 자극은 드퀘인병(deQuervain's disease)의 힘줄윤활막염(Tenosynovitis)의 원인이다.
엄지를 자주 사용하는 직업에서 힘줄윤활막염(Tenosynovitis)이 자주 발생하는 부위이다.

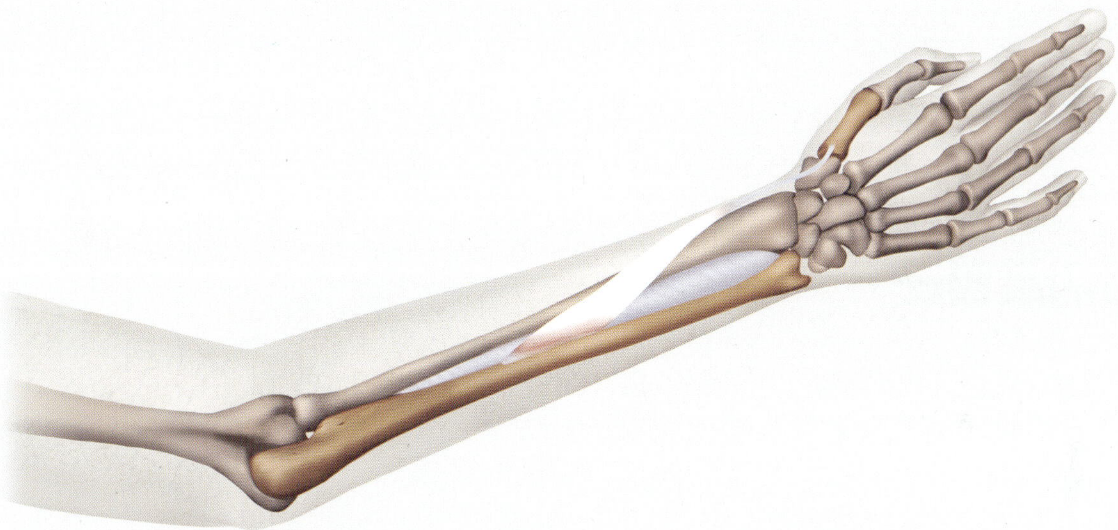

Origin ______

Insertion ______

Action ______

엄지맞섬근 Opponeus Pollicis

엄지맞섬근의 조절이 잘 안됨으로 글자 모양의 조화가 잘 이루어지지 않는다. 따라서 글씨를 읽기가 어렵다. 엄지두덩근의 약화로 편평해진다.

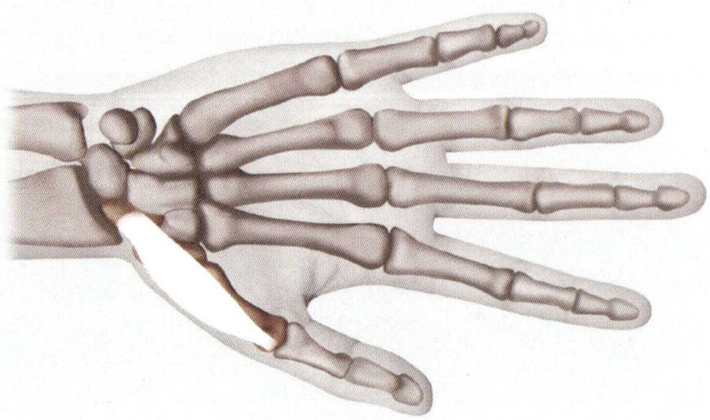

Origin

Insertion

Action

새끼굽힘근 Flexor Digiti Minim

이완성으로 손가락의 굽힘 기능 감소와 엄지 쪽으로 위치 이동이 어렵다.

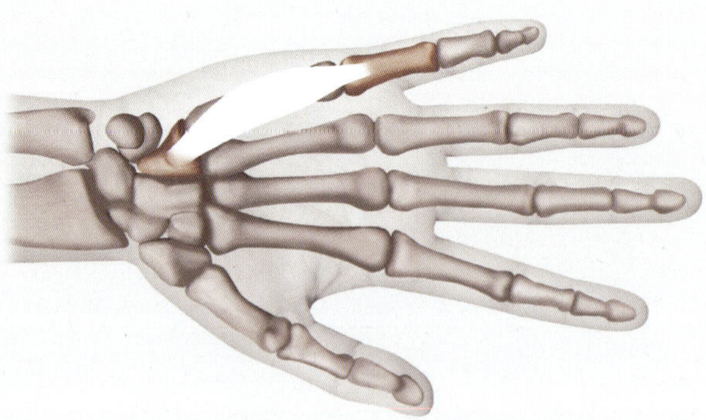

Origin

Insertion

Action

등쪽뼈사이근 Interosseus Muscle

야구 배트나 골프 손잡이가 가늘어 손에 맞지 않을 때 힘 발생이 어렵다.
손가락의 벌림 기능이 감소될 수 있다.

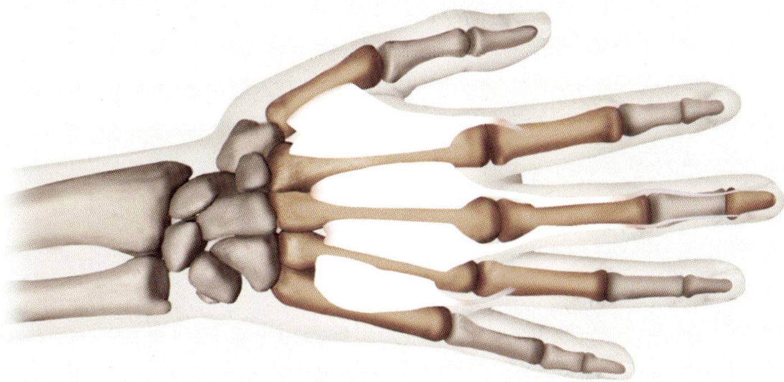

Origin

Insertion

Action

벌레근 Lumbricals

단축으로 손허리손가락관절의 굽힘과 손가락뼈 사이 관절의 폄이 나타난다.
이완성으로 갈퀴손 기형이 발생된다.

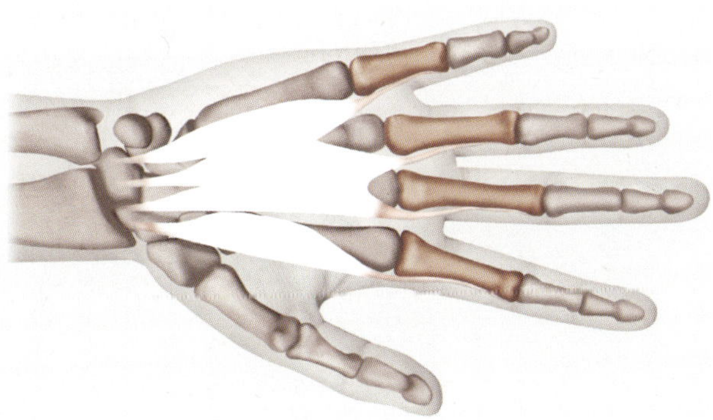

Origin

Insertion

Action

PART

V

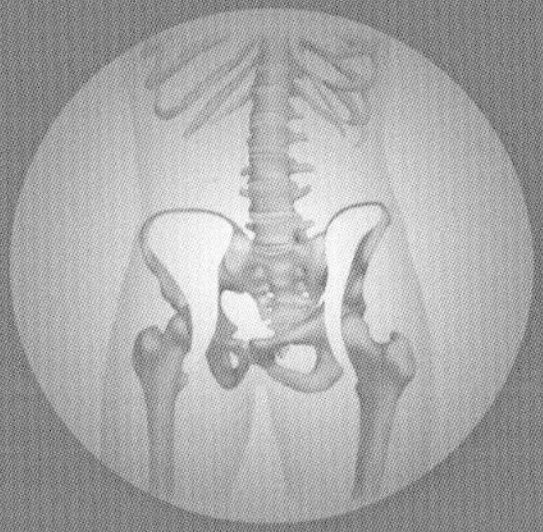

골반 및 하지

Pelvis and lower extremities

허리근/작은허리근 Psoas Major/Minor

한쪽 단축은 척추옆굽음증(Scoliosis)을 형성하고, 양쪽 단축은 허리뼈가 뒤로 밀려 T12 부근의 급격한 뒤굽힘(Kyphosis) 경향이 나타난다.

엉덩관절 굽힘근 중 강력한 근육으로 과도한 반복적 엉덩관절 굽힘동작은 단축을 가져온다.

단축은 척추관에 가해지는 부하를 증가시킨다. (척추협착증)

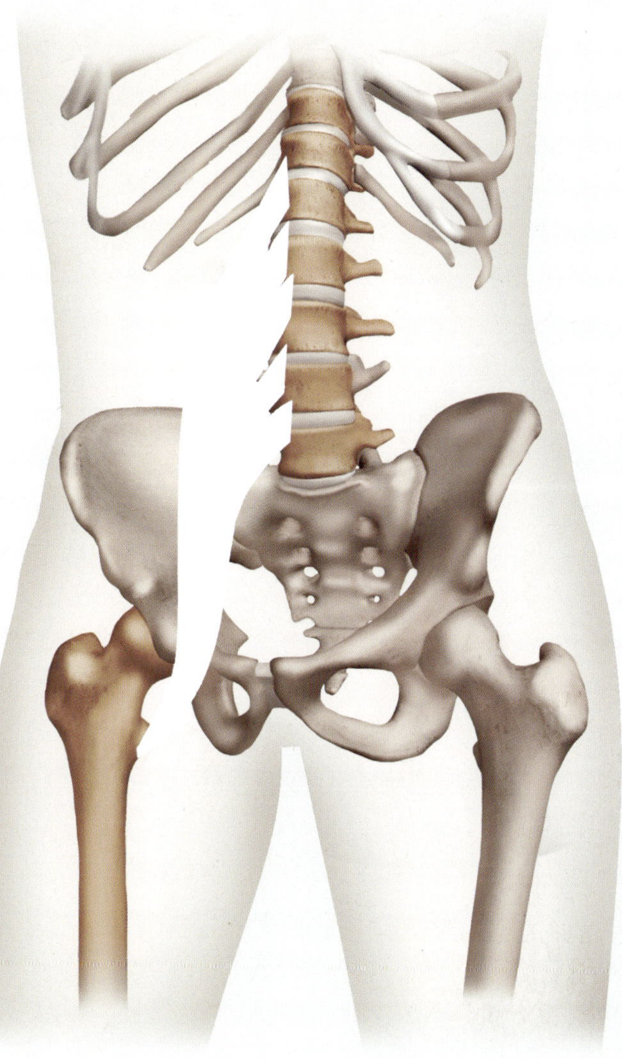

Origin

Insertion

Action

엉덩근 Iliacus

다리 길이의 차이가 있는 사람에게서도 단축이 나타나게 된다. 웅크린 자세로 걷는 경향이 있고 골반의 전방 경사가 나타나기도 하고, 골반이 한쪽으로 치우치는 현상도 나타난다.

허리근과 함께 큰볼기근이 단축되어 엉덩이가 없는 것처럼 작고 단단하다. 허리근과 닿는 곳이 같고, 허리엉덩근이라고 하며 인체에서 가장 강력한 엉덩관절 굽힘근이다.

앉아있는 시간이 많아 허리근/엉덩근의 단축을 가져오고 이로 인해 골반 성장을 방해하여 출산 시 어려움을 줄 수 있다.

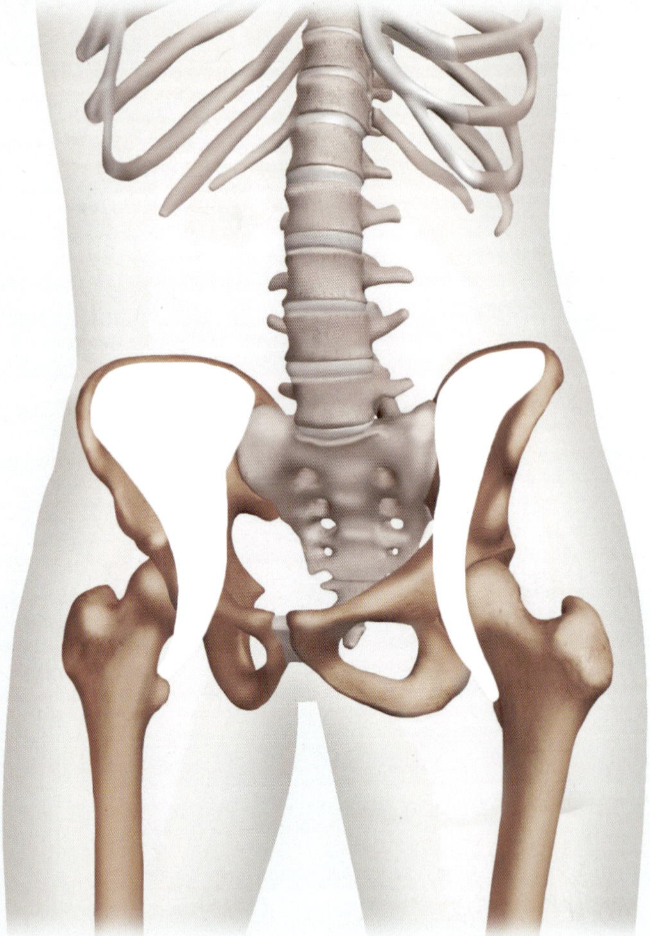

Origin

Insertion

Action

중간볼기근 Gluteus Medius

중간볼기근은 요통을 함께 호소한다. 보행 중 한쪽 발로 체중을 지지할 때 반대쪽으로 골반이 기울어지지 않도록 작용한다.

중간볼기근의 약화는 모음근의 과활성화(단축)를 가져온다. 중간볼기근 단축으로 엉덩관절모음이 잘 안된다.

양측 중간볼기근 약화가 오면 엉덩이를 좌우로 흔들며 걷게 된다. 약화 시 벌림 제한이 오며 허리와 엉덩이의 통증을 발생시킨다.

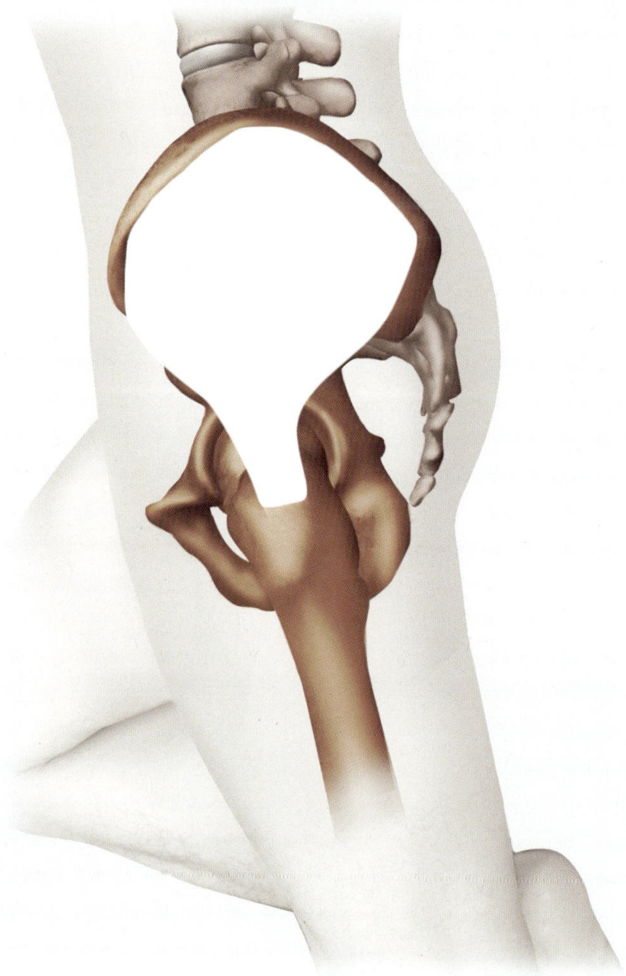

Origin ______________________

Insertion ______________________

Action ______________________

작은볼기근 Gluteus Mininus

보행 시 중간볼기근을 도와 골반의 수평을 유지하는 안정화 기능을 한다.

단축으로 엉치엉덩관절(Sacroiliac joint)의 기능 이상으로 손상될 수 있다. 지갑을 깔고 앉는 등의 골반경사로 손상받을 수 있다.

작은볼기근은 넙다리나 장딴지까지 통증이 내려가지만 궁둥구멍근의 통증은 무릎 부위까지만 내려가므로 궁둥구멍근에 의한 통증과 감별하여야 한다.

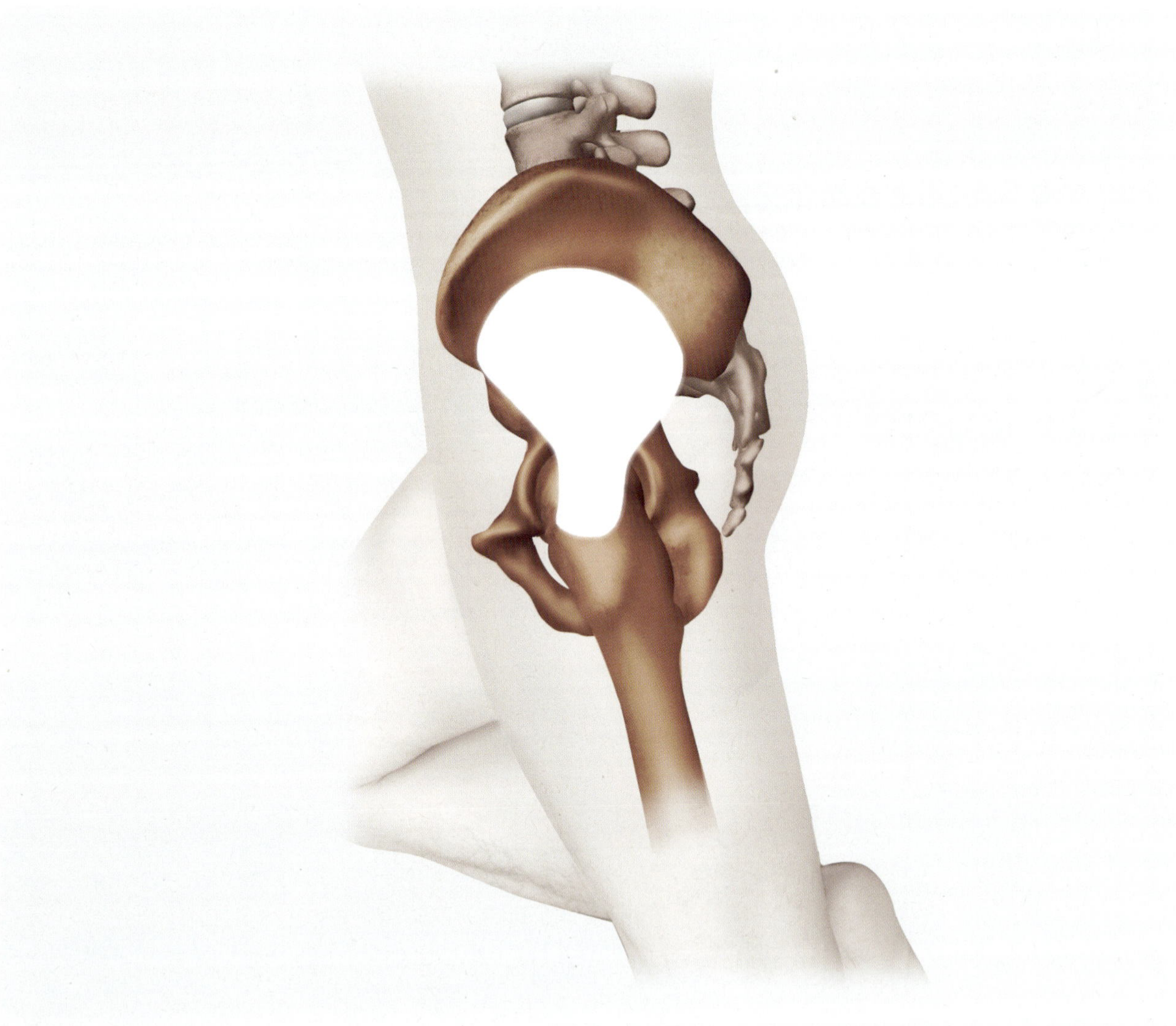

Origin

Insertion

Action

넙다리근막긴장근 Tensor Fasciae Latae

빠른 걸음을 하지 못하게 하는 근육이다. 만성적인 무릎 가쪽 통증의 원인으로 많이 작용한다. 여성들의 허벅지 가쪽 비만에 직접적으로 관계가 된다. 남성들보다는 여성들에서 과부하가 많이 발생되는 근육이다. 엉덩관절의 반복적 굽힘과 벌림으로 발생된다. (달리기, 에어로빅)

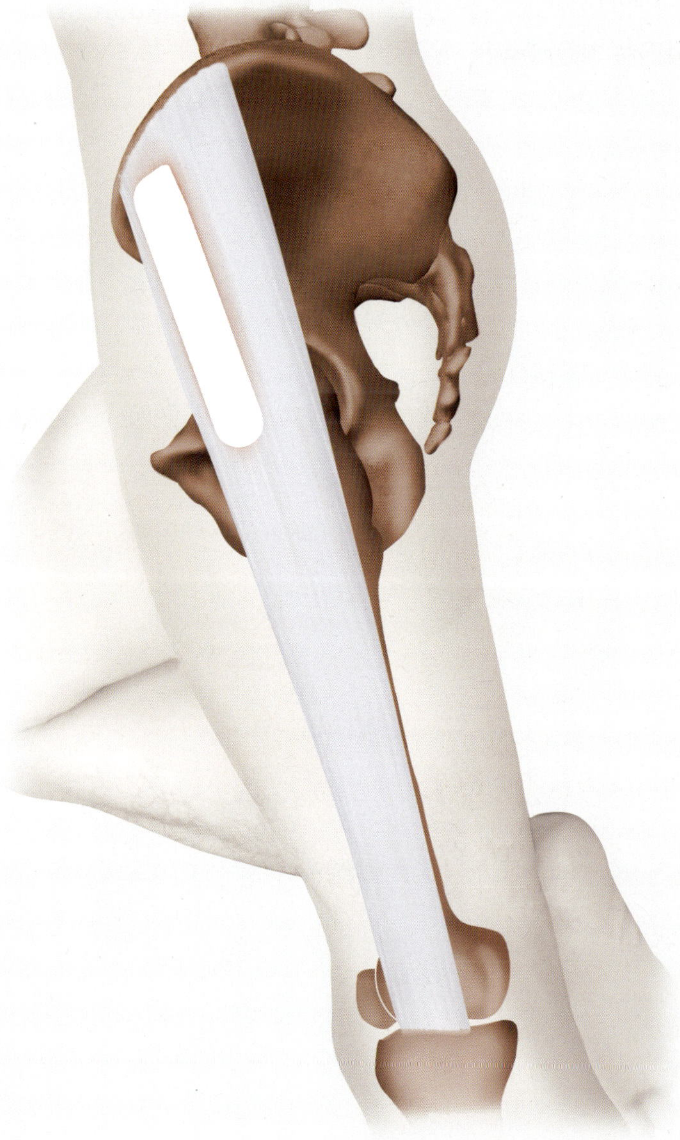

Origin ______________________

Insertion ______________________

Action ______________________

볼기근 Gluteus Maximus

피로에 강한 근육으로 오래 서 있을 수 있도록 해준다. 특히 등산 시에는 큰볼기근의 근력의 사용이 사용되어야 한다.

근육 특성상 손상은 잘 발생하지 않으나 긴장이 발생하게 되면 허리척주뒤굽음이 발생되고 골반의 뒤쪽전위 시 큰볼기근, 배곧은근은 단축이 된다.

볼기근의 한쪽 단축(비대칭적 긴장)은 엉치엉덩(Sacroiliac)관절의 변위를 야기하므로 큰볼기근을 대칭적으로 해야 한다.

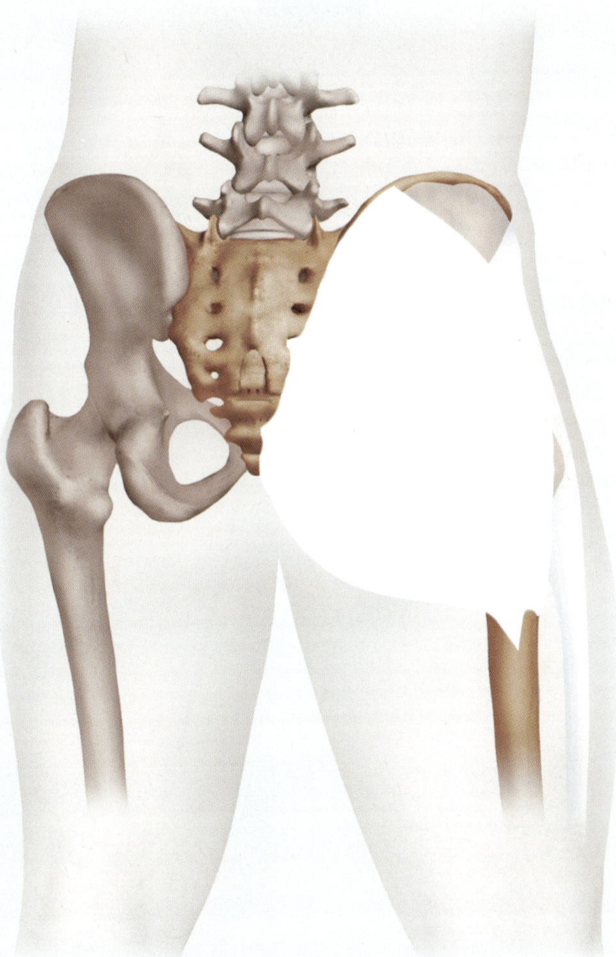

Origin

Insertion

Action

궁둥구멍근 Piriformis

대부분 단축성 긴장이 주로 발생한다. 궁둥구멍근은 디스크 대상자보다 발생 빈도가 더 많으며 여성이 남성보다 6배 정도 많다고 보고되어 있다.

단축으로 엉덩관절 가쪽돌림 발생으로 팔자 보행을 한다. 한쪽 궁둥구멍근의 단축은 반대쪽 엉치뼈의 회전을 발생시킨다.

다리를 꼬는 자세는 이완 손상을 가져온다.

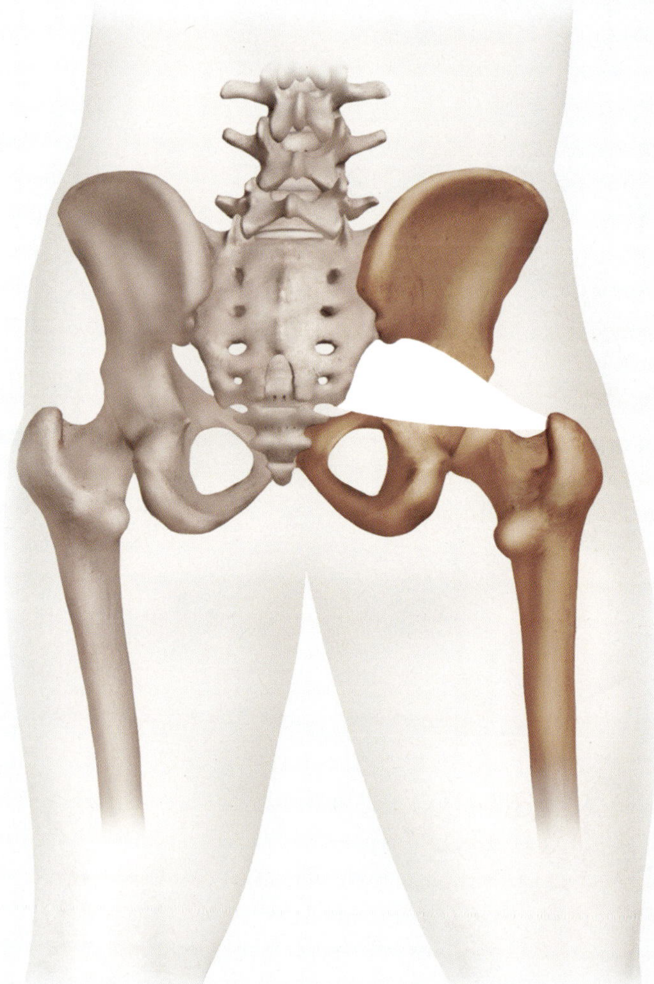

Origin

Insertion

Action

속폐쇄근 / 바깥폐쇄근

단축 현상으로 엉덩관절 가쪽돌림 발생되고 팔자 보행을 한다.
손상된 다리를 끄는 보행패턴을 보이고, 무릎 굽힘에 어려움을 갖는다.
폐쇄신경과 혈관이 통과한다.

속폐쇄근

Obturator Internus

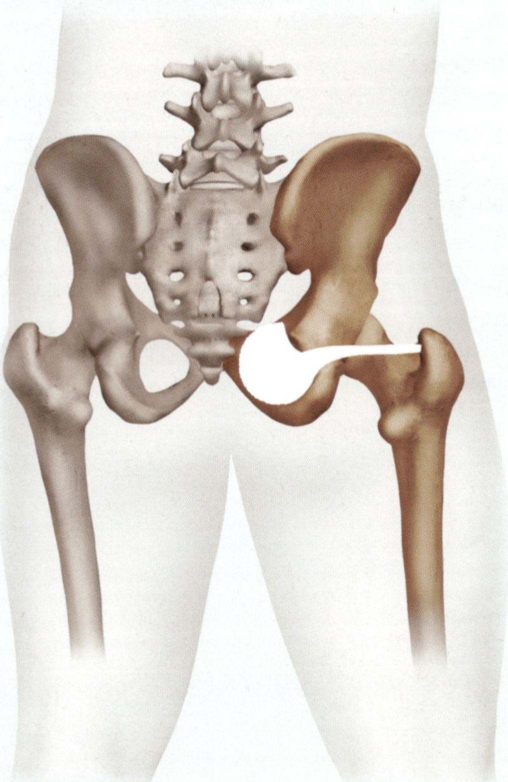

바깥폐쇄근

Obturator Externus

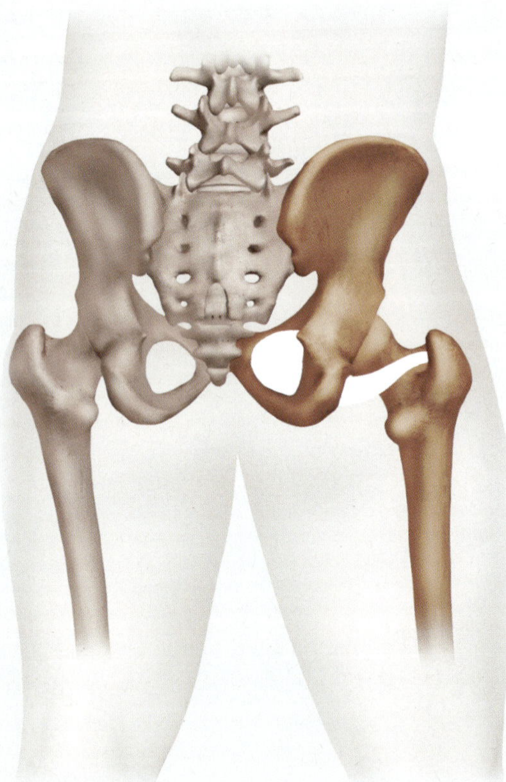

Origin

Insertion

Action

넙다리네모근 Quadratus Femoris

단축 현상으로 엉덩관절 가쪽돌림 발생되고 팔자 보행을 한다.
손상된 다리를 끄는 보행패턴을 보이고, 무릎 굽힘에 어려움을 갖는다.
폐쇄신경과 혈관이 통과한다.

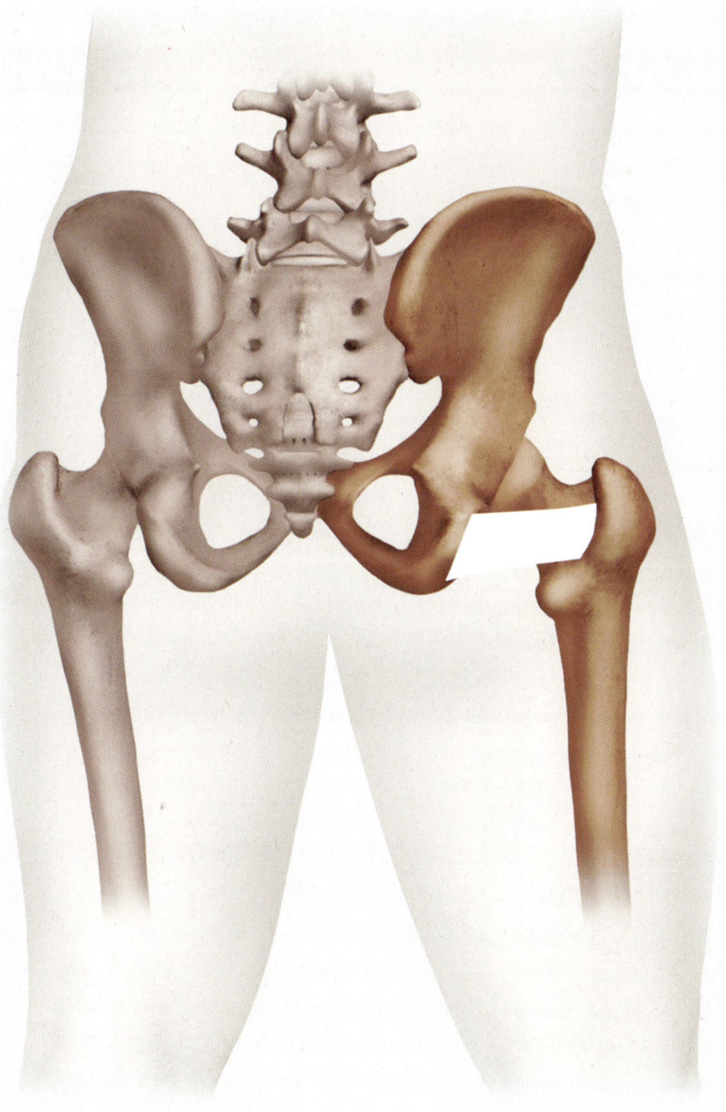

Origin ______________________

Insertion ______________________

Action ______________________

위쌍둥이근/아래쌍둥이근

단축 현상으로 엉덩관절 가쪽돌림 발생되고 팔자보행을 한다.
손상된 다리를 끄는 보행패턴을 보이고, 무릎 굽힘에 어려움을 갖는다.
폐쇄신경과 혈관이 통과한다.

위쌍둥이근
Superior Gemellus

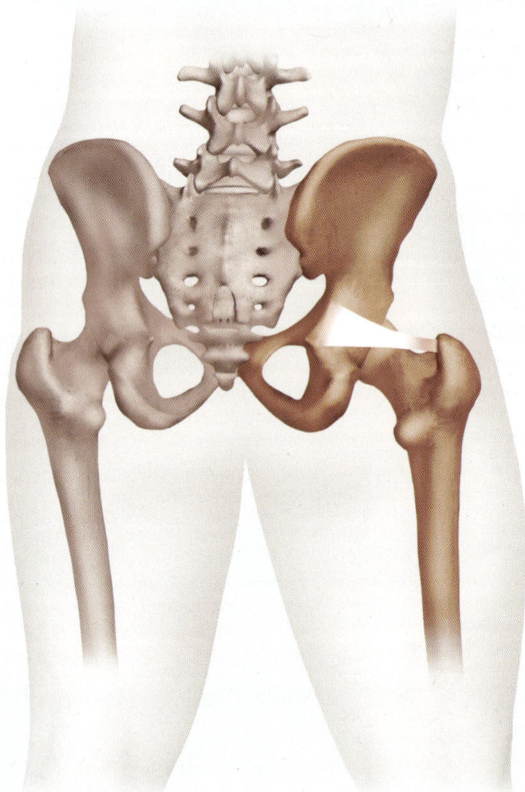

아래쌍둥이근
Inferior Gemellus

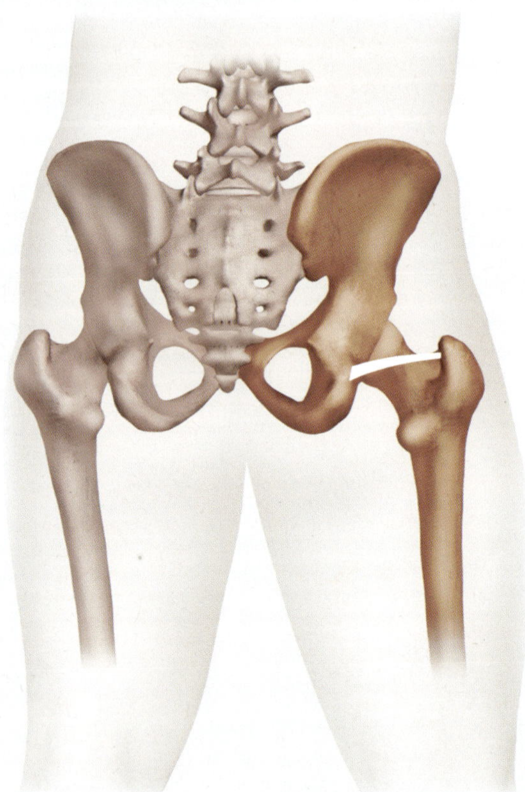

Origin ______________________

Insertion ______________________

Action ______________________

넙다리네갈래근 Quadriceps Femoris

가쪽넓은근과 함께 무릎뼈 안쪽과 가쪽의 균형을 이루게 하며 무릎뼈의 안정화와 가쪽 탈구를 방지한다. 가쪽넓은근은 가쪽 위 방향으로, 안쪽넓은근은 안쪽 위 방향으로 무릎뼈를 당긴다.

안쪽넓은근이 약하면 힘이 큰 가쪽넓은근 방향으로 이동하고, 통증을 일으키기도 한다. 넙다리곧은근 두 개의 관절을 지나 엉덩관절 굽힘과 무릎관절 폄 작용을 한다.

정강뼈거친면(경골조면)까지 관련되어 오스굿슐라트병(Osgood-schlatter disease)의 원인이 된다. 무릎뼈를 가쪽 위로 당기면서 엉덩관절을 가쪽돌림시킨다. 무릎을 뻣뻣한 상태로 만들어 굽힘과 폄이 잘되지 않게 한다.

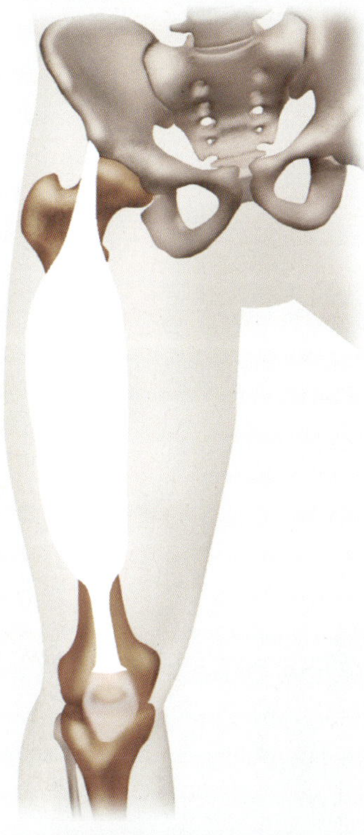

넙다리네갈래근
Quadriceps Femoris

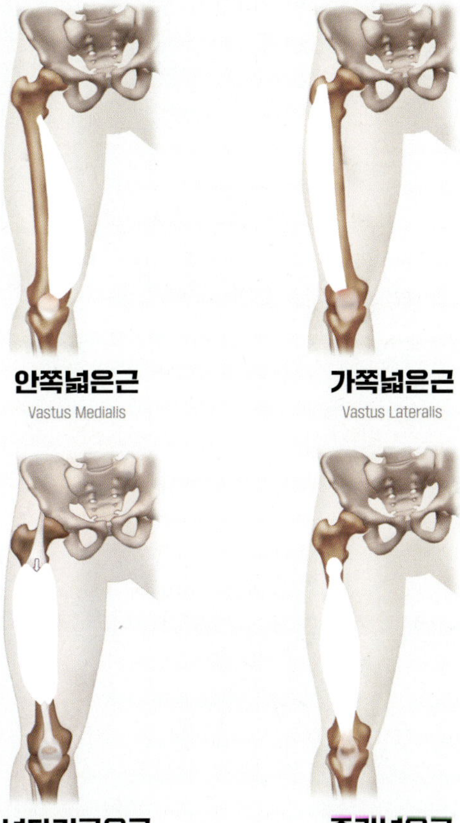

안쪽넓은근 Vastus Medialis

가쪽넓은근 Vastus Lateralis

넙다리곧은근 Rectus Femoris

중간넓은근 Vastus Intermedius

Origin

Insertion

Action

다리빗근 Sartorius

동작을 제한하거나 기능장애를 일으키지는 않지만 단축 시 심한 O형 다리를 나타낸다. 자주 다리를 꼬고 앉는 동작 시 단축을 발생한다.

제기차기는 X 다리의 교정운동이 되기도 한다. 특히 모음근 긴장이 심한 분에게 좋은 운동이며 골반을 튼튼하게 한다.

넙다리빗근은 기립 자세에는 짧아지고 양반다리 자세에서는 늘어난다.

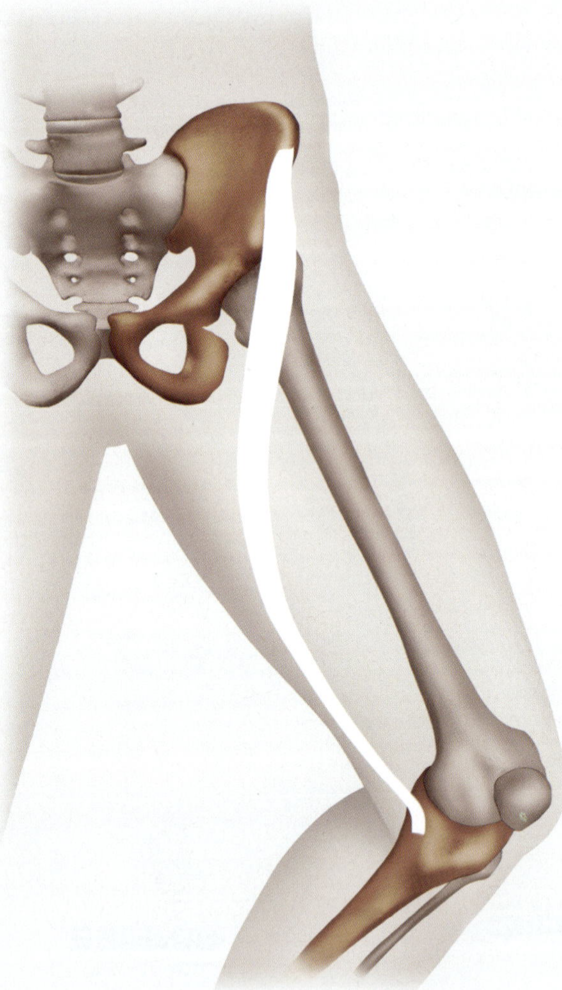

Origin ______

Insertion ______

Action ______

넙다리근 Hamstrings

몸을 앞으로 굽힐 때 무조건 작용하고 팔을 들어 올릴 때도 작용한다.

뒤넙다리근에는 젖산축적, 피로, 경련 등의 발생이 많다. 뒤넙다리근이 약한 사람들은 앞으로 넘어지는 경향이 있고, 중력의 중심이 뒤로 물러나 있다.

하지직거상검사(SLR)에서 큰 제한을 나타낸다. 보행 시 통증으로 통증 보행을 일으켜 빠르게 걸을 수가 없고 평탄하지 않은 길을 걷기가 어렵다.

넙다리두갈래근

Biceps Femoris

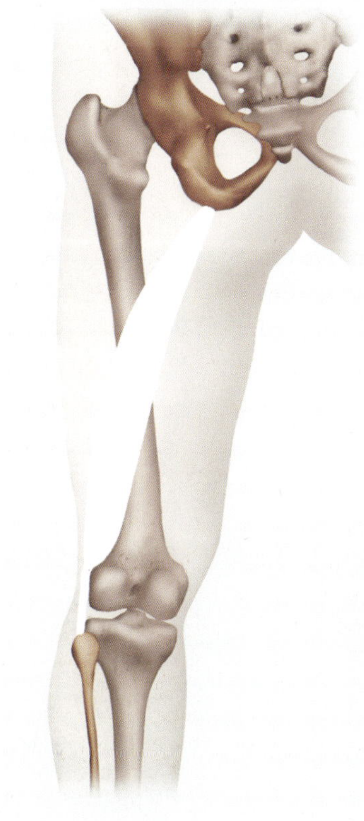

반막근

Semimenbranosus

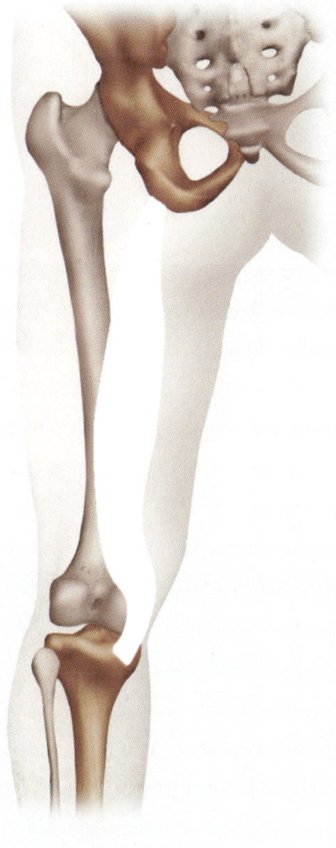

반힘줄근

Semitendinosus

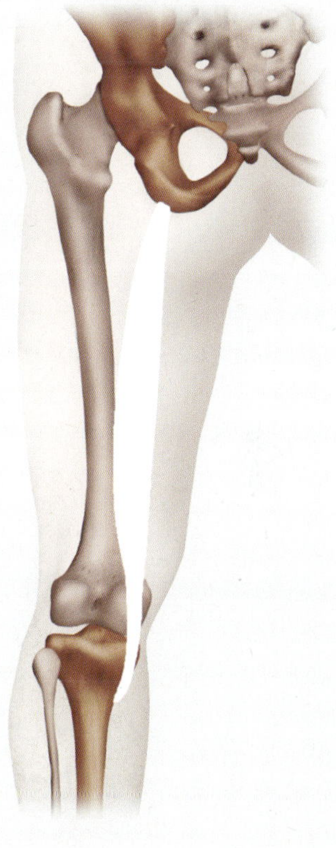

Origin ______________________________

Insertion ______________________________

Action ______________________________

큰모음근 Adductor Magnus

계단을 오를 때 작용하지만, 내려갈 때는 작용하지 않는다.
단축으로 계단을 오를 때 사용되어 손상되면 옆으로 올라가는 모습을 보인다. 모델의 워킹 동작처럼 지나치게 모으는 동작으로 손상될 수 있다.

스키를 타는 동안 회전을 하거나, 승마를 할 때 무릎으로 말 옆구리를 죄는 동작 시 넙다리의 안쪽돌림으로 사용된다.

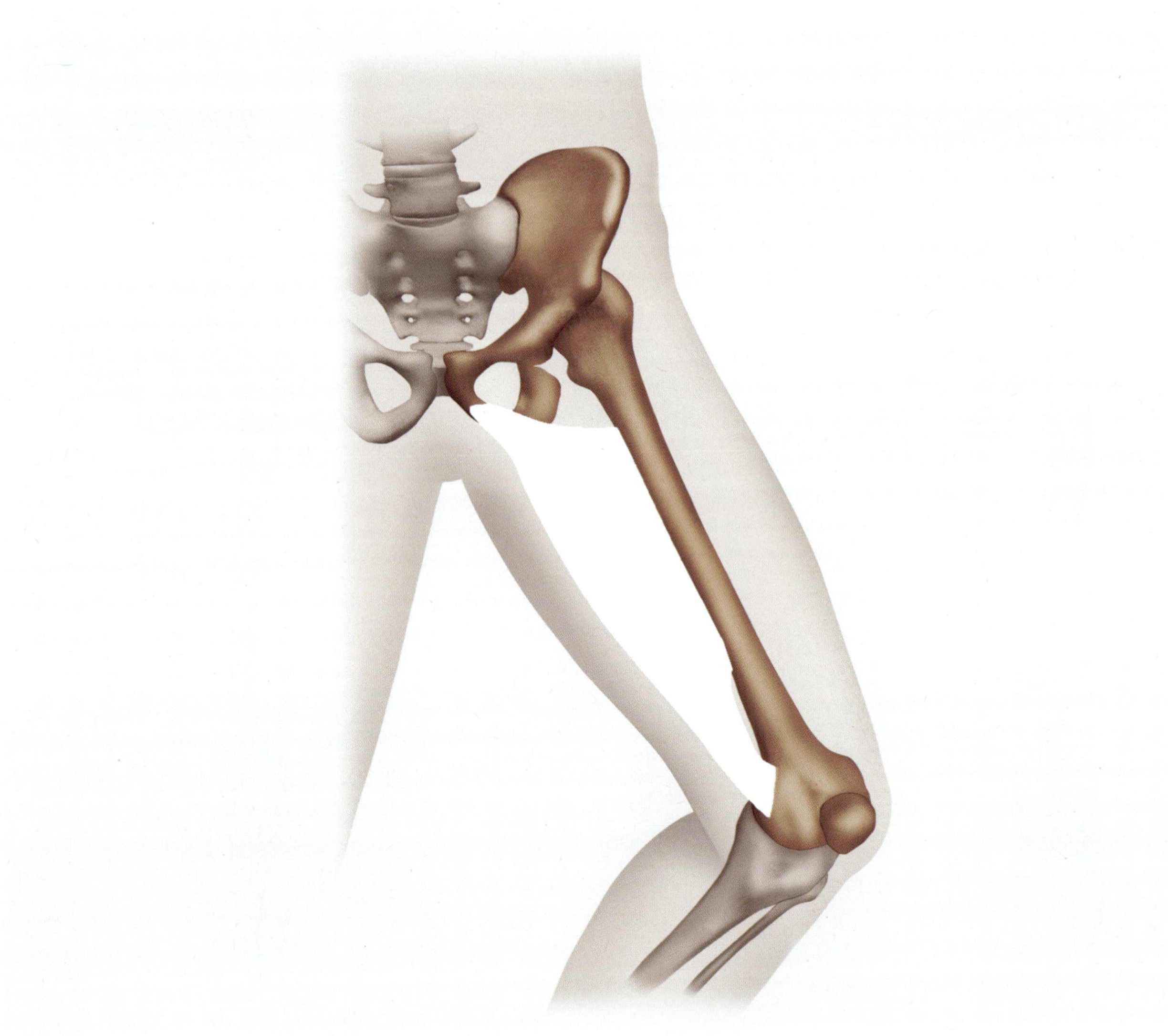

Origin

Insertion

Action

긴모음근 Adductor Longus

엉덩관절의 수술 후나 엉덩관절염으로 손상될 수 있다. 격렬한 승마나 교통사고로 손상될 수 있다. 양다리를 조이는 운동(스키, 승마, 스케이트 등)은 모음근의 단축을 일으킨다. 엉덩관절 벌림에 대한 제한이 나타난다.

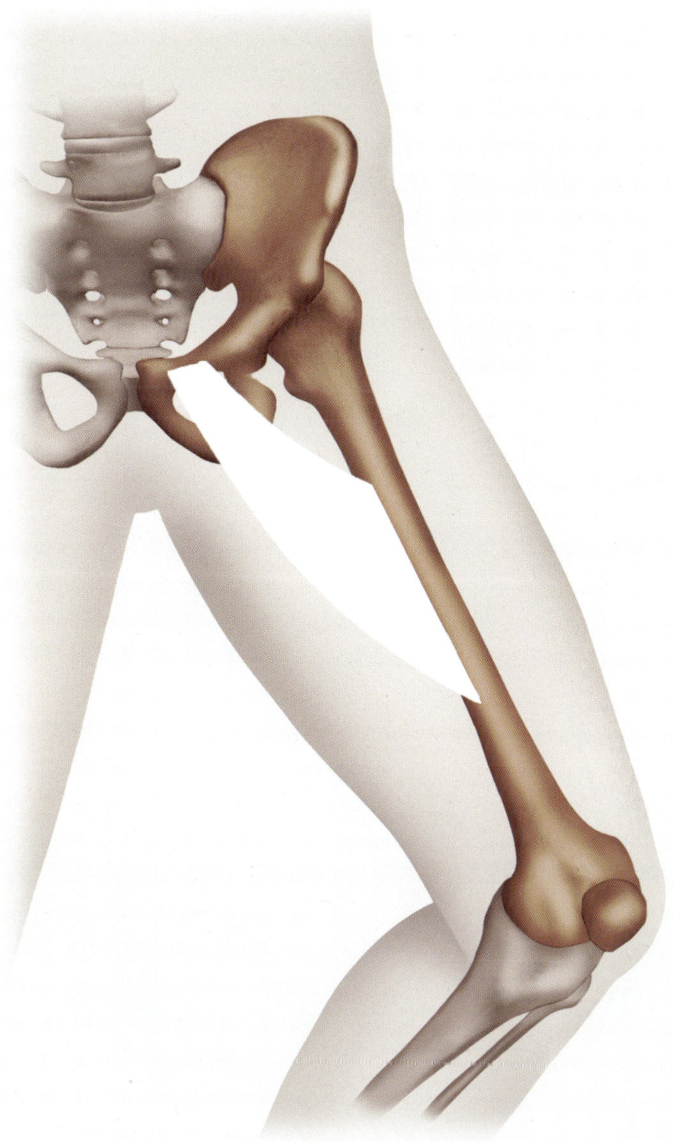

Origin ______

Insertion ______

Action ______

짧은모음근 Adductor Brevis

긴모음근과 비슷한 작용을 한다.
양다리를 조이는 운동(스키, 승마, 스케이트 등)은 모음근의 단축성 긴장을 일으킨다.

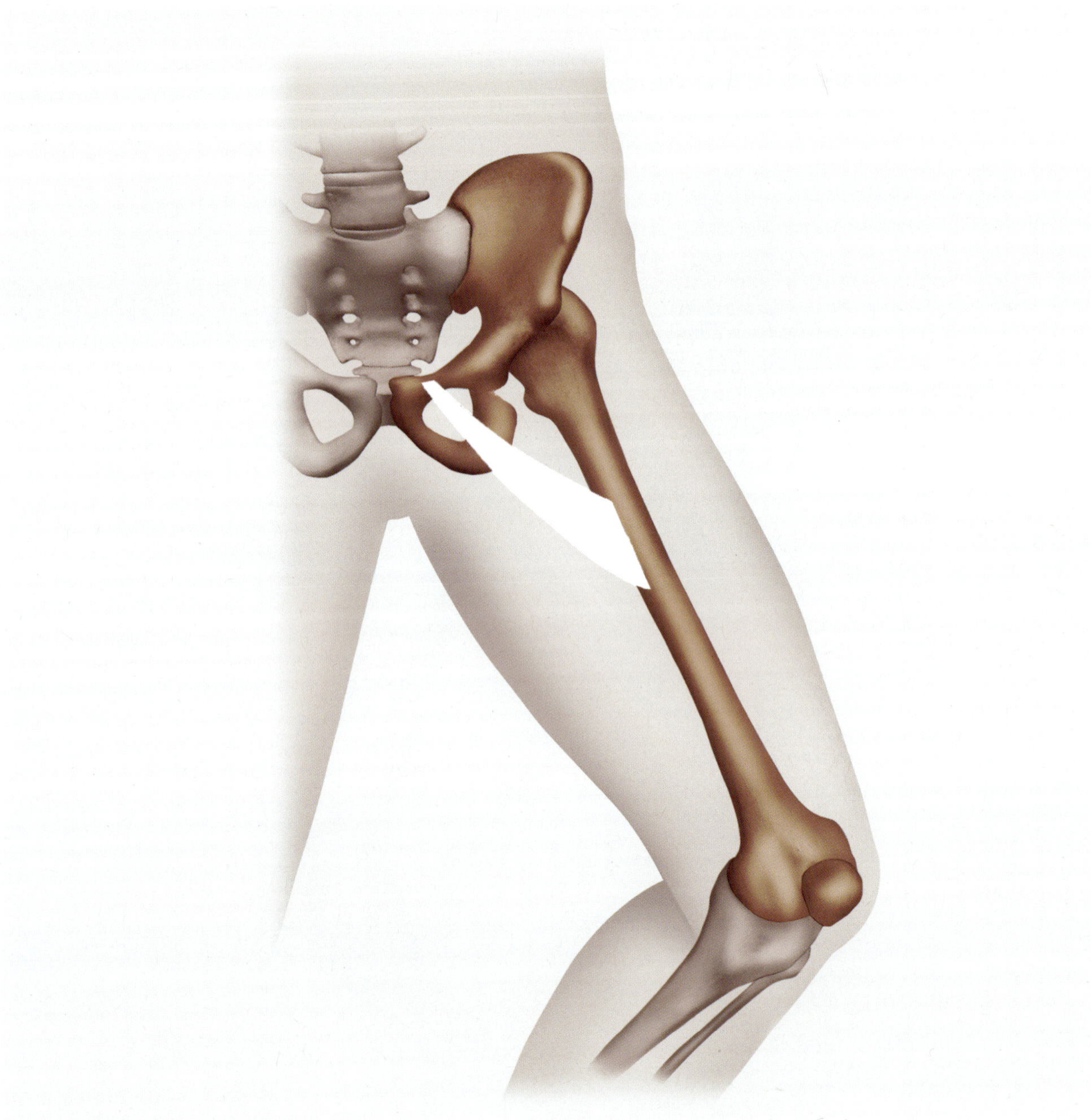

Origin

Insertion

Action

두덩근 Pectineus

다리의 부종과 관련이 깊다. 다리를 자주 꼬고 앉는 경우 발생한다. 양다리를 조이는 운동(스키, 승마, 스케이트 등)으로 손상이 된다.

두덩근 단독 발생은 드물고 다른 모음근과 같이 발생한다.

체중 부하된 상태로 서 있는 경우 통증 감소를 위해 의식적으로 다리를 약간 벌리고 서려는 경향이 있다.

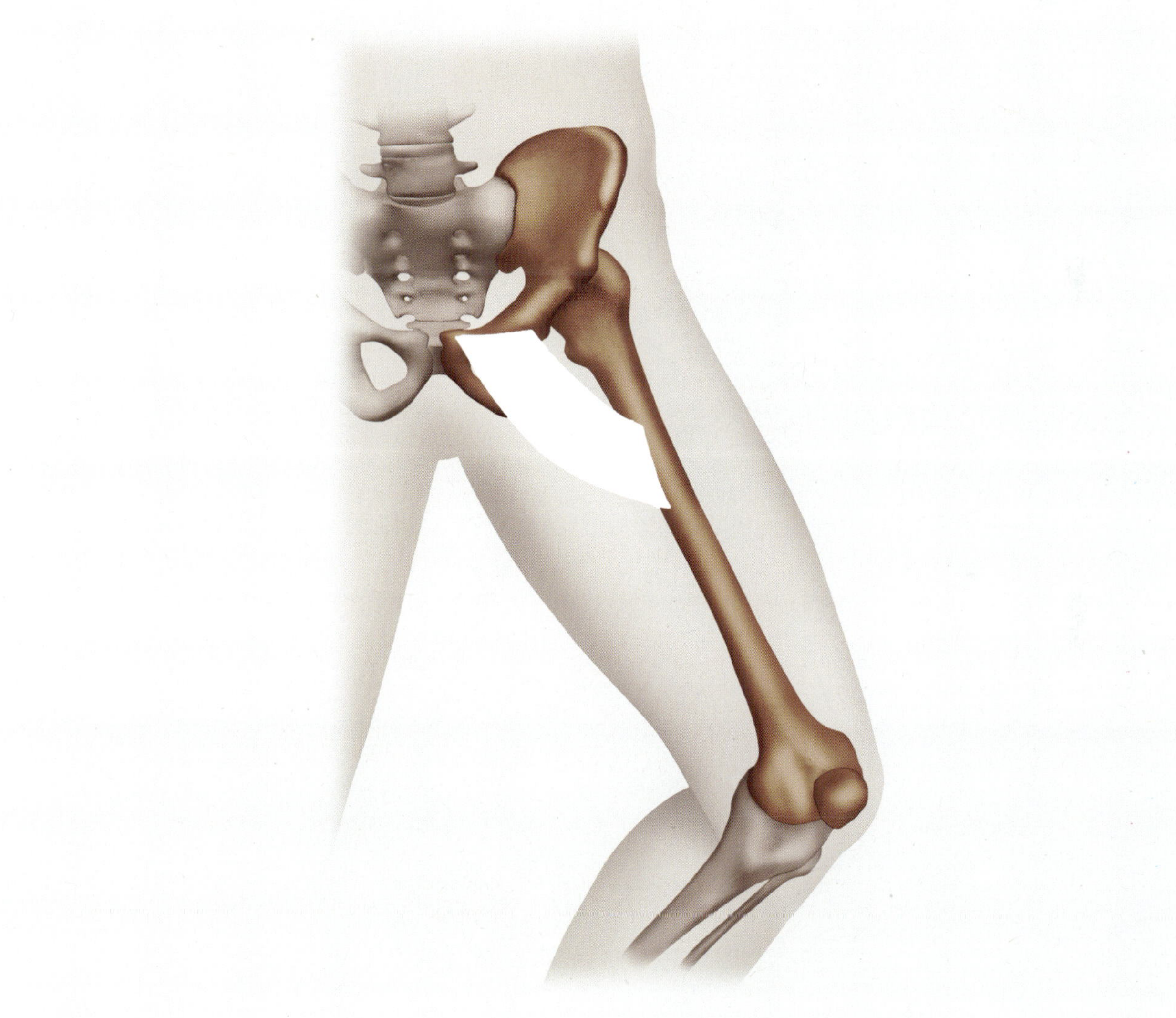

Origin ______________________

Insertion ______________________

Action ______________________

두덩정강근 Gracilis

2개의 관절(엉덩관절, 무릎관절)을 지나게 되며 먼 쪽 힘줄은 넙다리빗근, 반막근과 함께 거위발(Pes anserine)을 형성한다. 미끄러운 지면에서 넘어지려 할 때 균형을 잡으려고 다리를 모으는 동작 시 손상이 된다.

두덩정강근은 요가나 운동을 할 때 다리를 과도하게 벌리는 행위 시에 나타나는 통증이다. 두덩정강근은 다리를 움직이거나 촉진할 때 통증이 재현되기도 한다. 태권도 옆차기를 할 때 근육이 유연한 경우는 다리가 옆으로 잘 벌어지게 해주는 근육으로 만일 긴장이 심한 경우 무리하게 시행하면 실핏줄이 잘 터져 퍼렇게 멍이 들기도 한다.

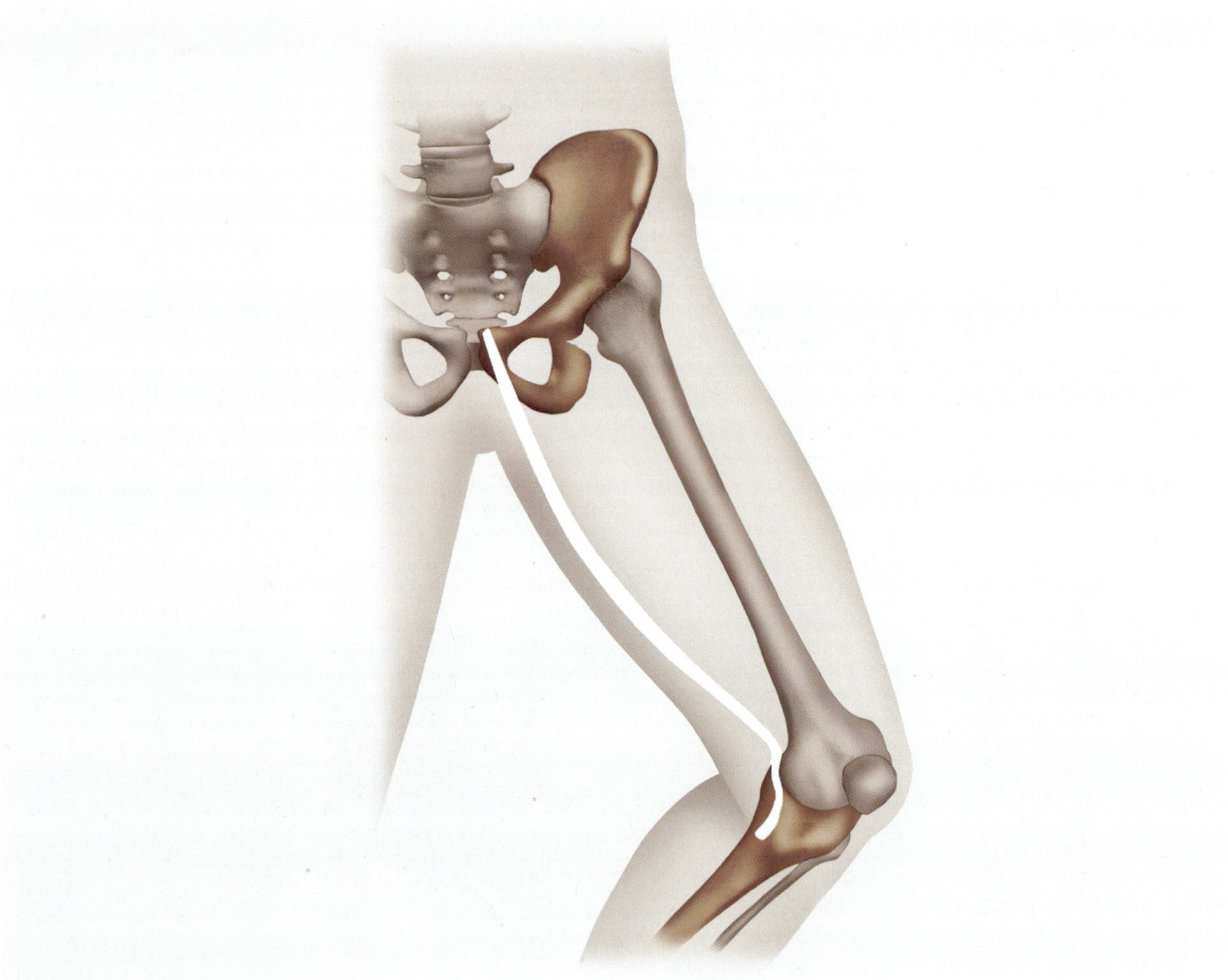

Origin

Insertion

Action

오금근 Popliteus

쪼그리고 앉거나 무릎을 굽혀 체중을 줄 때 넙다리가 앞쪽으로 향하지 않도록 뒤쪽무릎 안정성의 핵심 역할을 한다.

달리기 동작에서 갑자기 멈추게 되면 무릎관절 위쪽이 앞으로 나가게 되며 손상을 입는다. 경사진 곳에서 내려올 때 엄지발가락에 힘이 주어지며 넙다리가 앞쪽으로 밀려 손상된다.

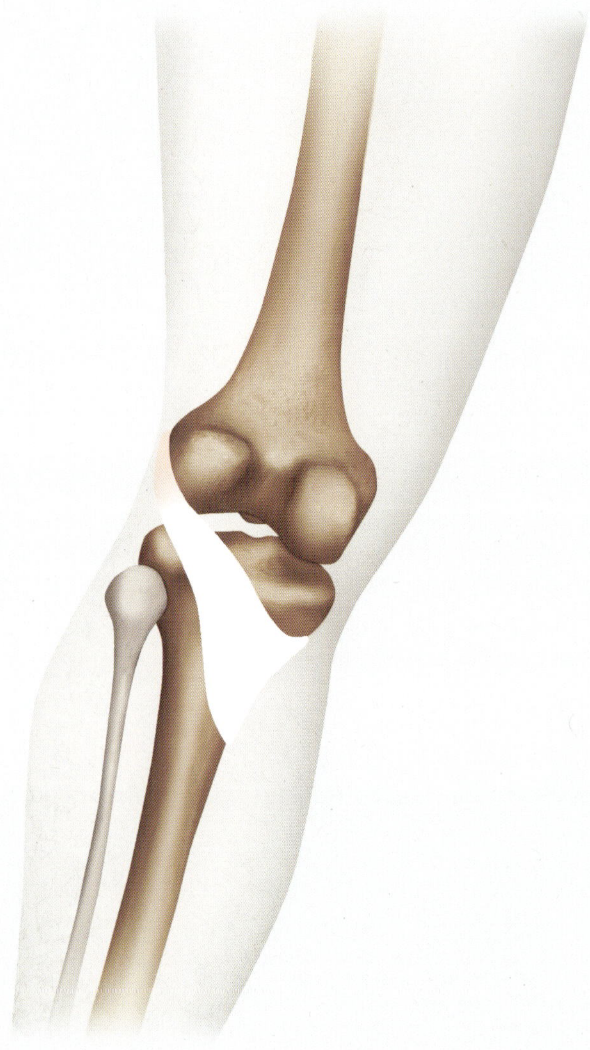

Origin

Insertion

Action

PART

VI

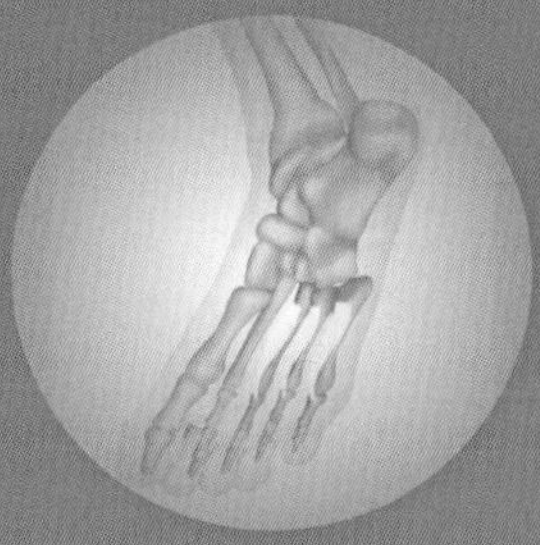

종아리 및 발

Calf and foot

앞정강근 Tibialis Anterior

몸의 균형을 유지하는 작용을 한다.
하이힐을 신은 상태는 과도하게 이완 손상이 될 수 있다.

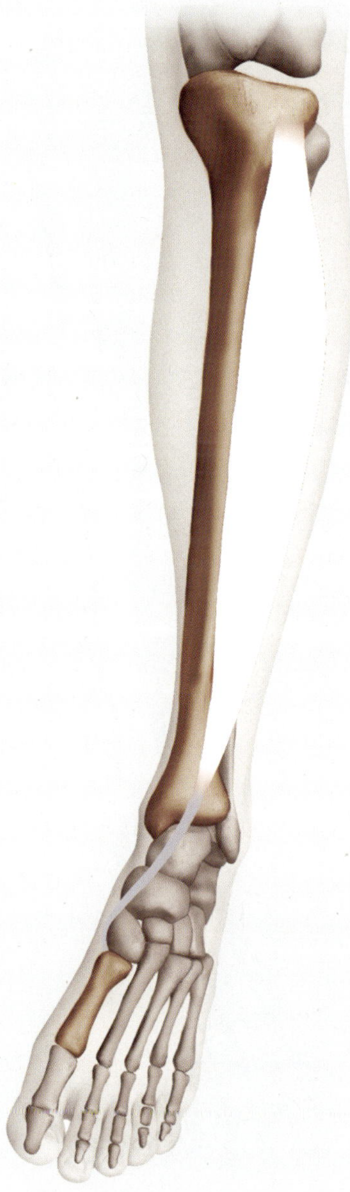

Origin ______________________

Insertion ______________________

Action ______________________

긴엄지폄근 Extensor Hallucis Longus

앞정강근 안쪽번짐에 대해 균형을 잡아준다.
긴엄지폄근 손상은 매우 드물다.

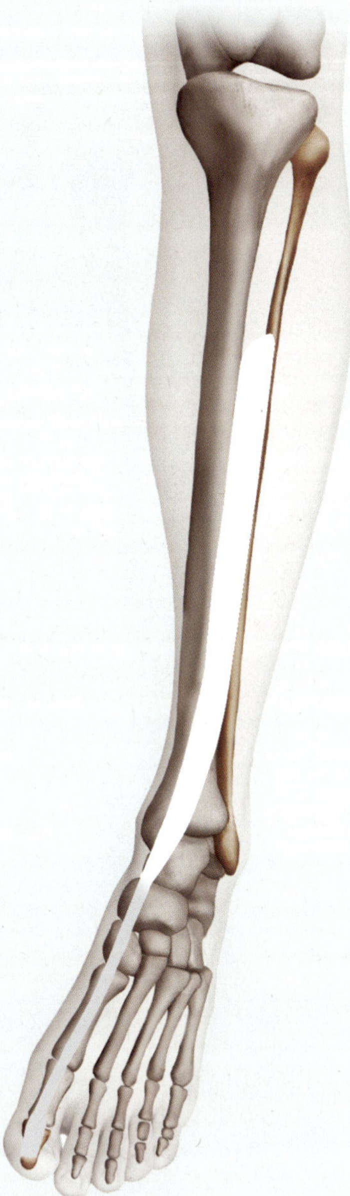

Origin ______

Insertion ______

Action ______

긴발가락폄근 Extensor Digitorum Longus

발등 굽힘 기능을 제공하여 중앙으로 올라오게 한다.
긴발가락폄근은 앞정강근의 안쪽번짐에 대해 균형을 잡아준다.

발목 손상(삠)으로 앞부분을 들고 뒤꿈치로 장기간 걷게 되면 긴발가락폄근의 단축을 가져온다.

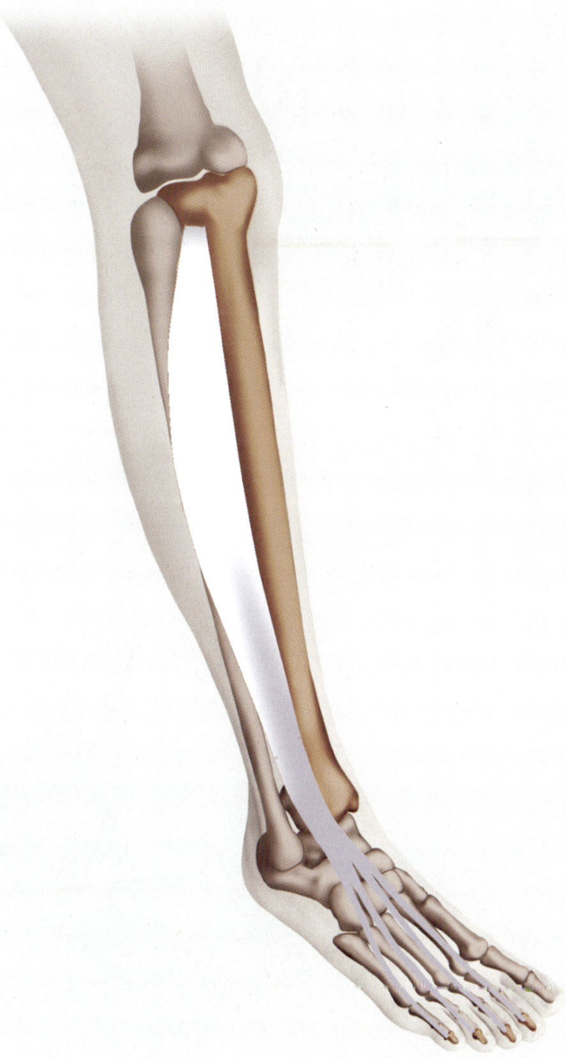

Origin

Insertion

Action

긴종아리근 Peroneal Longus

엉덩관절의 수술 후나 엉덩관절염으로 손상될 수 있다. 격렬한 승마나 교통사고로 손상될 수 있다. 양다리를 조이는 운동(스키, 승마, 스케이트 등)은 모음근의 단축을 일으킨다. 엉덩관절 벌림에 대한 제한이 나타난다.

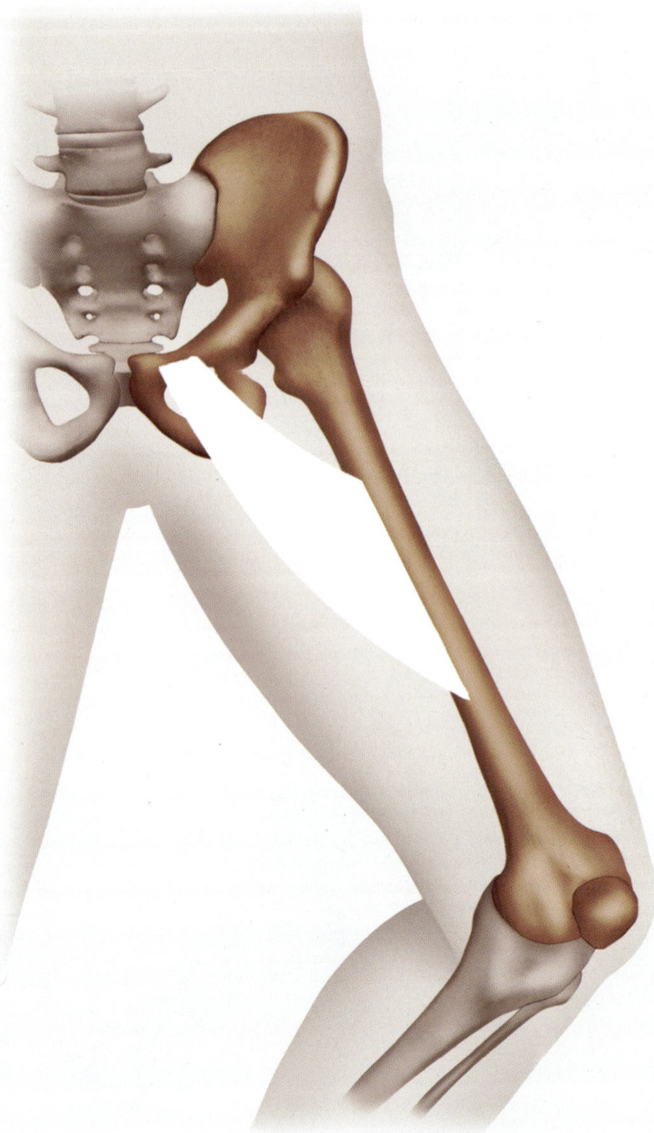

Origin

Insertion

Action

짧은종아리근 Peroneal Brevis

발목이 안쪽번짐 상태로 손상될 때 잘 늘어나는 근육이다. 하이힐을 신은 상태에서 앞정강근과 함께 잘 이완된다.

단축 상태에서 발목 손상 후 자주 발목의 불안정성을 나타낸다. 편평족으로 가쪽번짐이 지속되어 단축 손상이 발생한다. 발목의 손상 후 가쪽복사뼈 뒤와 주변 발목 부위에 통증과 압통을 호소한다.

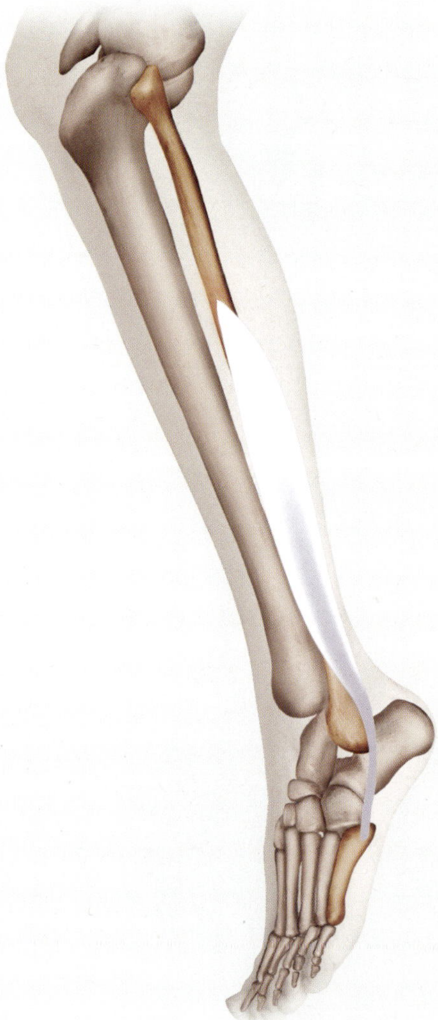

Origin

Insertion

Action

장딴지근 Gastrocnemius

머리가 두 갈래이고 2개의 관절을 지나는 근육이다.

빨리 걷거나 불규칙한 지면을 걸을 때 뻣뻣한 보행 패턴을 보인다. 서 있는 자세에서 뒤꿈치를 바닥에 붙인 상태로 무릎관절을 완전히 펼 수 없다.

하이힐을 신는 여성이나 발바닥 쪽 굽힘을 많이 수행하는 운동선수에게서 발생된다.

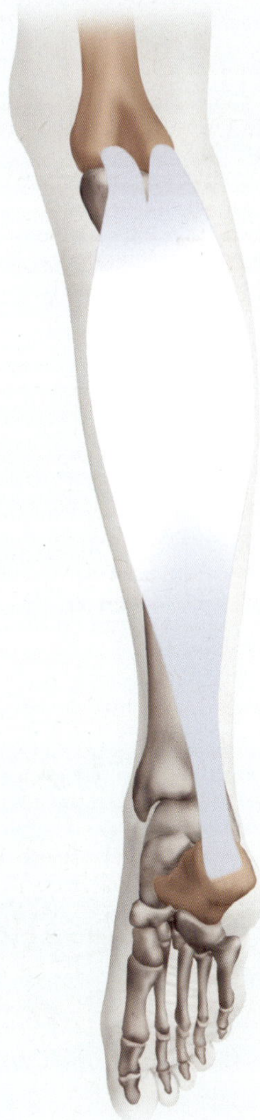

Origin

Insertion

Action

가자미근 Soleus

하이힐을 신은 여성들에게서 과부하를 많이 받는다. 단축으로 발목반사(아킬레스건반사)에서 감소를 나타낸다. (심한 단축 시 완전히 소실된다.)

바닥에 발뒤꿈치를 닿은 상태로 쪼그려 앉기를 할 수 없다. 오랫동안 하이힐을 신은 경우 발생한다.

제한된 발등 굽힘으로 자세가 앞으로 굽힘 하게 되고, 몸의 폄 동작 시 부적절한 자세 때문에 허리 통증을 호소할 수 있다.

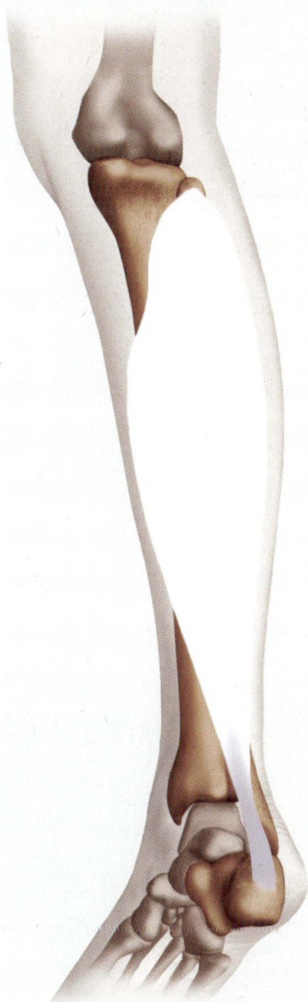

Origin ______________________

Insertion ______________________

Action ______________________

장딴지빗근 Plantaris

인체에서 가장 긴 힘줄을 갖고 있으나 근육힘살은 짧고 약한 근육이다.
오랫동안 하이힐을 신은 경우 단축이 발생한다.

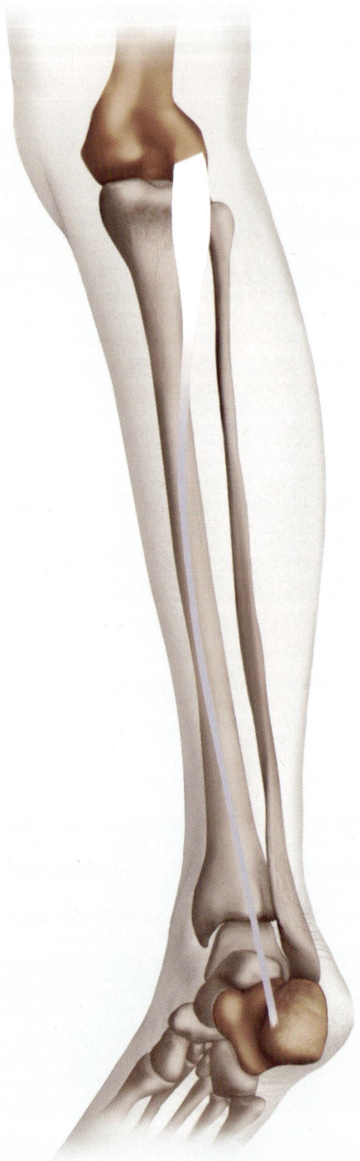

Origin ______________________

Insertion ______________________

Action ______________________

뒤정강근 Tibialis Posterior

뒤정강근은 발바닥 활(Arch)을 형성하는 발바닥면에 부착되어 발바닥의 대장근육이라고도 한다. 정상적인 발의 구조와 자세유지의 핵심적인 근육이다.

단축으로 발의 가쪽번짐과 편평족 보행이 관찰된다.

뒤정강근 힘줄이 늘어나 있는 경우 체중을 지지하거나 지지한 후에 발의 안쪽 통증과 심한 기능장애를 보이고, 발바닥을 구성하는 뼈의 전위를 동반하며, 발의 뒤쪽을 움직일 수 없다.

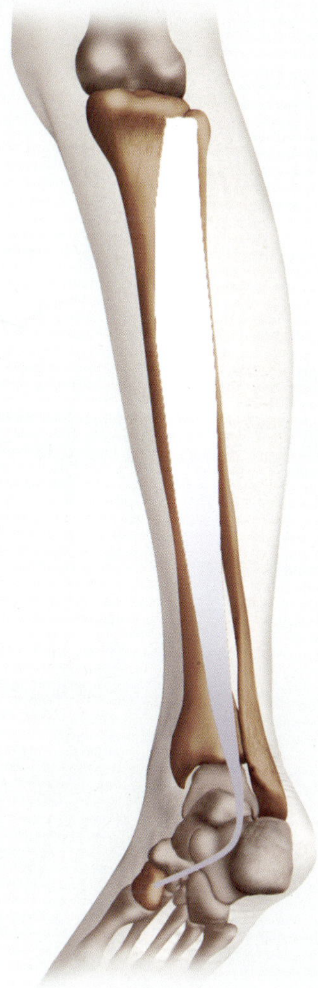

Origin

Insertion

Action

긴발가락굽힘근 Flexor Digitorum Longus

입각기 중기에서 말기까지 안쪽과 가쪽 균형을 잡는 역할을 하고, 발을 고정시키는 기능을 한다. (흔들림을 방지)

발목이나 발이 과도하게 가쪽번짐되어 있다.
신발의 밑창을 조사하면 특징적이거나 과다하게 닳은 지점이 발견된다.

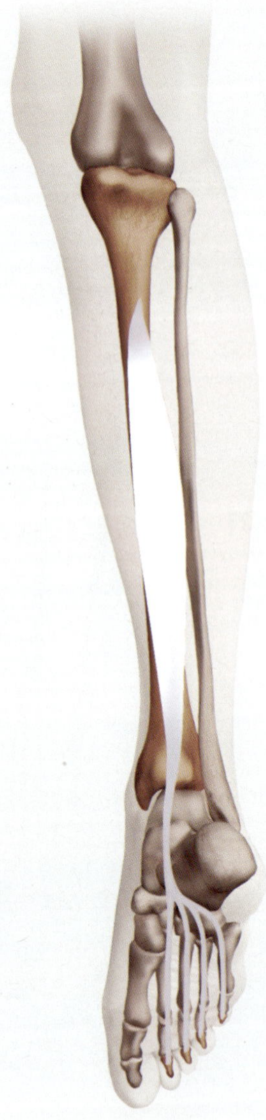

Origin

Insertion

Action

긴엄지발가락굽힘근 Flexor Hallucis Longus

발가락으로 서는 동작에서 긴엄지발가락굽힘근의 기능이 없다면 평형을 유지하기 힘들다.
단축으로 신발의 밑창이나 뒷굽이 과도하게 닳게 된다.

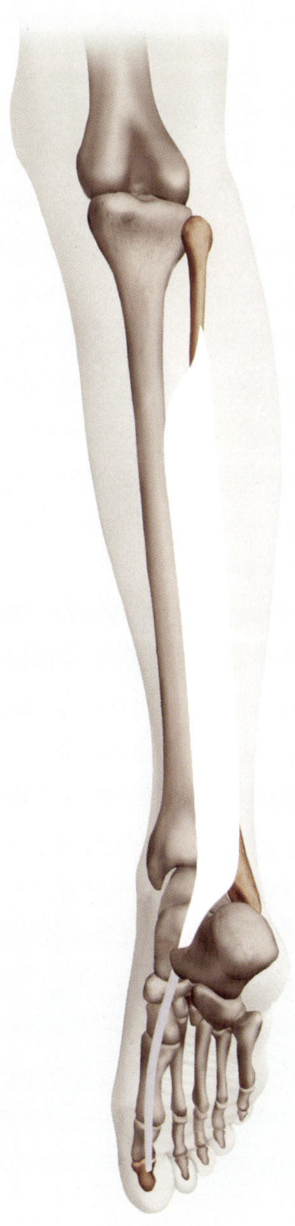

Origin ____________________

Insertion ____________________

Action ____________________

발바닥네모근 Quadratus Plantae

긴발가락굽힘근, 짧은발가락굽힘근, 벌레근 등과 팀을 이루어 작은 네 발가락의 굽힘과 폄을 조절한다. 족저근막염과 달리 발뒤꿈치 바닥면에만 통증이 나타난다.

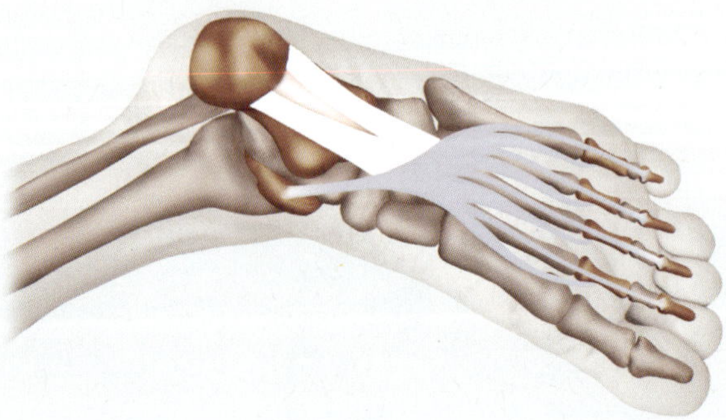

Origin ______________________

Insertion ______________________

Action ______________________

짧은새끼굽힘근 Flexor Digiti Minimi Pedis (Brevis)

굳은살이 많이 발생하는 부위이다.
부적절한 넓이의 밀착한 신발로 통증이 발생하는 부위이다.

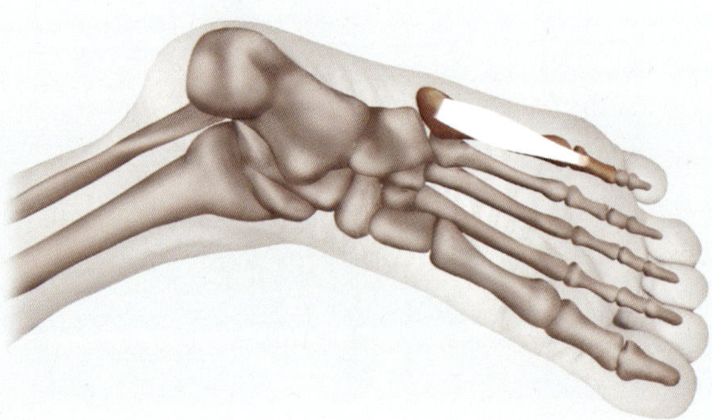

Origin ______________________

Insertion ______________________

Action ______________________

짧은발가락굽힘근 Flexor Digitorum Brevis

족저근막 바로 아래의 얕은 층 근육에 속한다. 단축으로 문제가 많이 발생하는 근육으로 오랫동안 걷게 되면 단축된다. 두 번째~네 번째 발가락의 몸쪽 발가락뼈사이관절에서 굽힘 능력 감소와 발바닥 세로활(Arch)을 형성하는 세로활과 가로활의 근육 지지력이 감소한다.

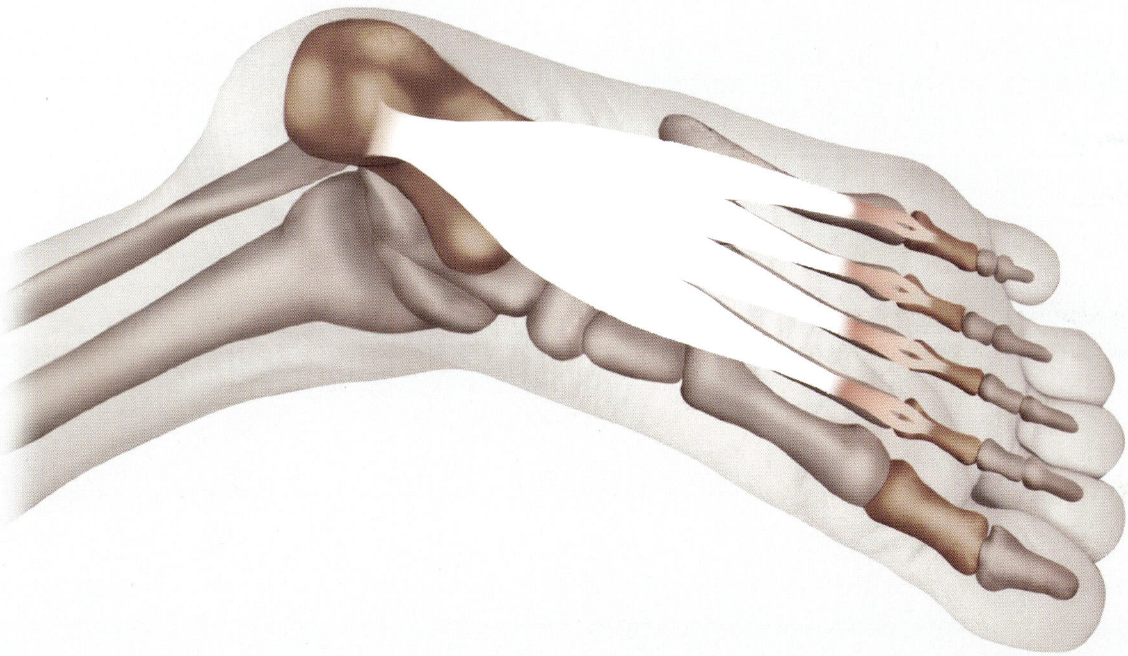

Origin

Insertion

Action

짧은엄지굽힘근 Flexor Hallucis Brevis

걸을 때 엄지발가락을 굽힘 하며, 균형을 잡는 기능을 한다. 발바닥 세로활(Arch) 형성에 관여한다. 보행 시 엄지발가락의 굽힘이 되지 않아 몸의 균형을 이루기가 어렵다. 통풍으로 통증이 발생되는 근육이다.

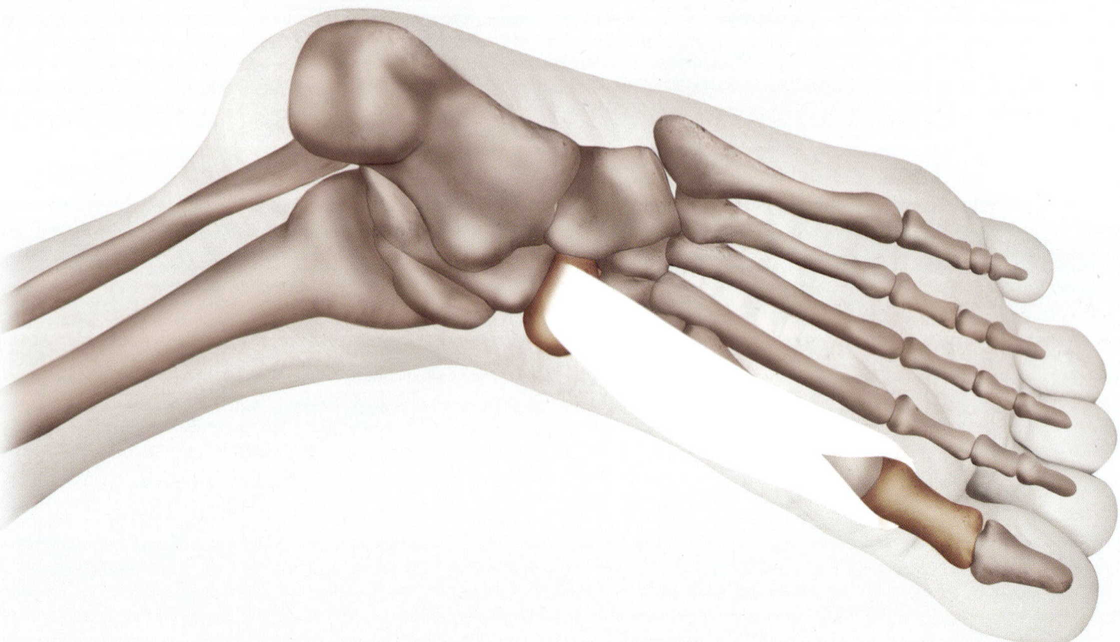

Origin

Insertion

Action

짧은엄지폄근 Extensor Hallucis Brevis

발등에 있는 얇은 층의 근육이다.
근육의 유연성이 감소하여 발의 충격 흡수가 안 되면 관절의 과부하로 단축될 수 있다.

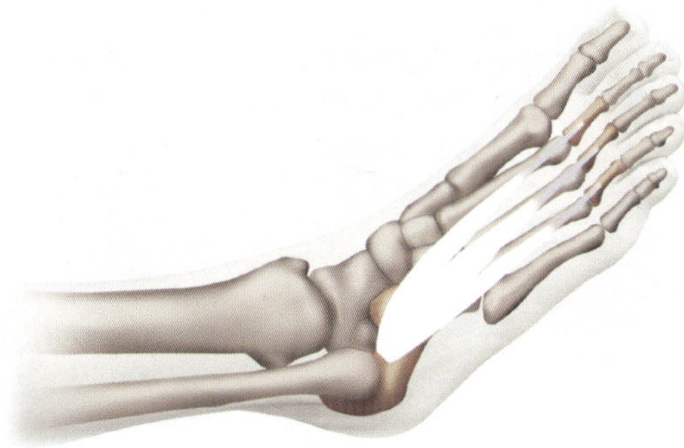

Origin

Insertion

Action

짧은발가락폄근 Extensor Digitorum Brevis

짧은엄지폄근과 하나의 근육이다. 근육의 유연성이 감소하여 발의 충격 흡수가 안 되면 관절의 과부하로 단축될 수 있다. 편평 발의 경우(긴 아치의 붕괴)도 발가락폄근의 약화를 동반한다.

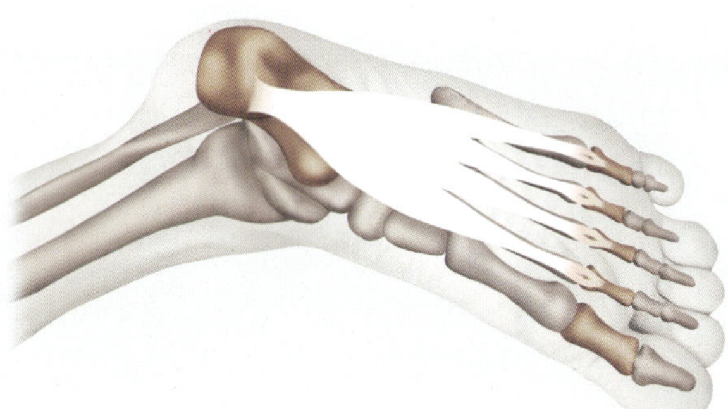

Origin

Insertion

Action

엄지벌림근 Abductor Hallucis

골절로 과부하나 좁은 넓이의 신발로 발생할 수 있다. 안쪽, 가쪽발바닥신경(Plantar nerve)을 압박하여 발목터널증후군(Tarsal tunnel syndrome)의 원인이 된다.

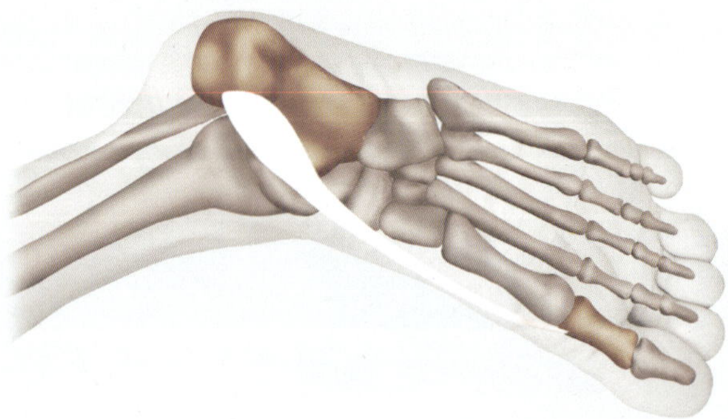

Origin ____________________

Insertion ____________________

Action ____________________

엄지모음근 Adductor Hallucis

엄지발가락의 모음 변형(Hallux valgus)을 나타낸다. 엄지모음근의 손상은 저림과 부종을 가져와 외형이 통통하다. 좁은 넓이의 신발로 발생할 수 있다.

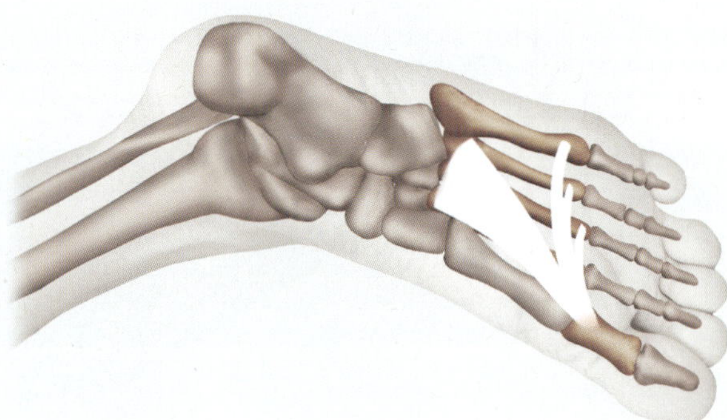

Origin ____________________

Insertion ____________________

Action ____________________

새끼발가락벌림근 Abductor Digiti Minimi Pedis

굳은살이 많이 발생하며 부적절한 넓이의 밀착한 신발로 통증이 발생하는 부위이다.

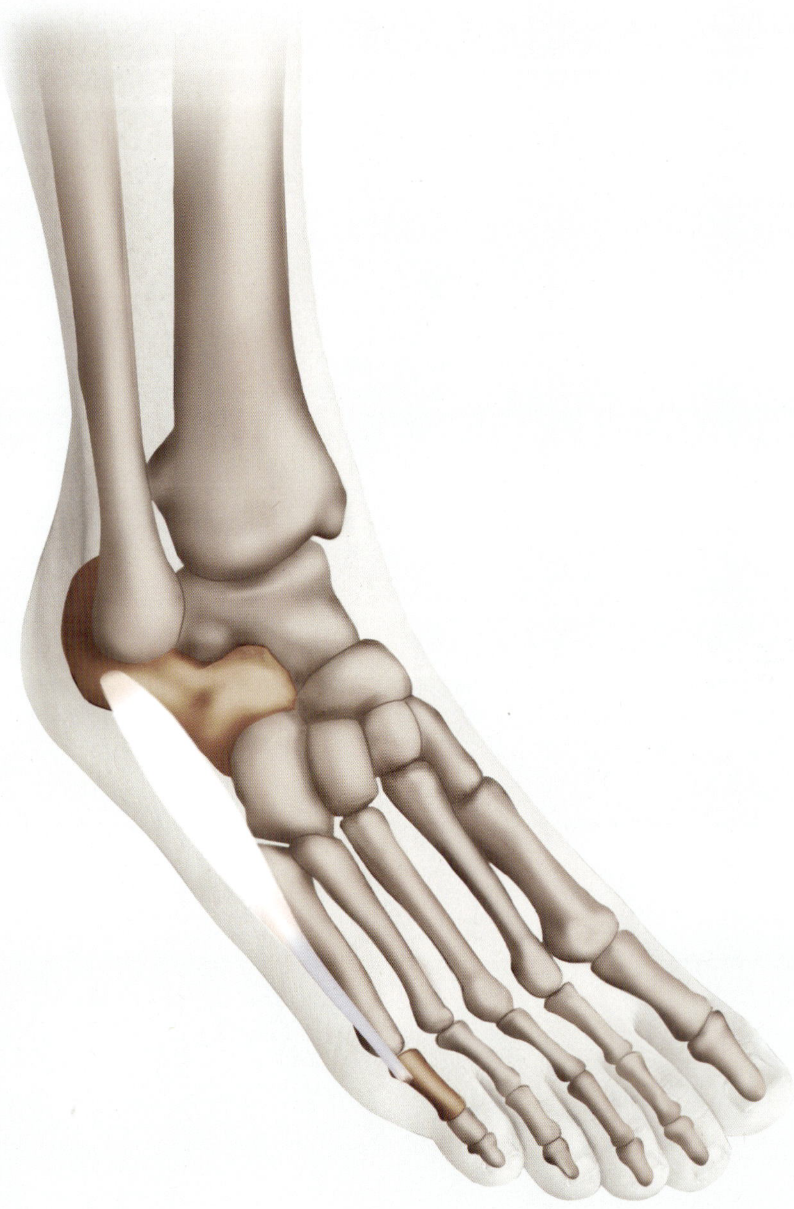

Origin

Insertion

Action

벌레근 Lumbricals

뼈사이근과 협조를 이뤄 보행 시 발 앞쪽 부위의 안정화를 제공한다. 유각기 동안 긴엄지폄근에 의해 발생할 수 있는 발허리 발가락 관절의 과도한 폄을 방지한다.

이 근육이 약화되고 긴발가락굽힘근이 활성화되면 발허리발가락관절에 과도한 폄이 발생한다. 망치발가락으로 발가락 끝, 발가락 중간 관절의 상단에 티눈 및 굳은살을 보인다.

가로활(Arch)의 근육 지지는 감소한다.

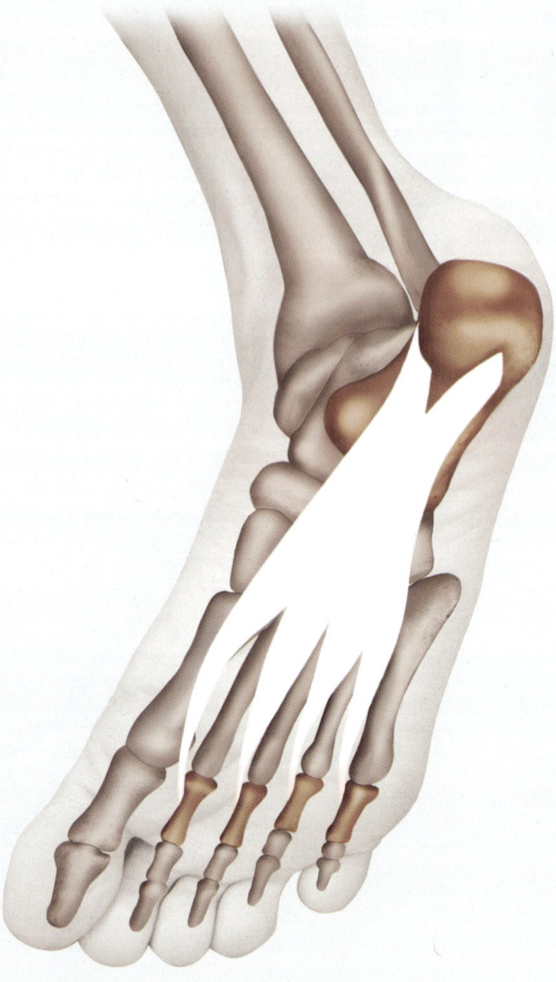

Origin

Insertion

Action

뼈사이근 Interosseous

보행 패턴 중 입각기 중간 때 가장 강력히 수축되며 입각기 말기에 발의 앞 부위를 안정시킨다. 모래나 자갈길과 같이 지형의 변화에 발가락이 적응하도록 도와준다.

등쪽뼈사이근의 약화는 망치발 등 발의 변형을 가져올 수 있다. 근육의 유연성이 확보되지 못하여 충격 흡수가 되지 않으면 관절 과부하로 단축 손상이 될 수 있다. 여성들의 좁은 신발에 의해 손상이 발생할 수 있다.

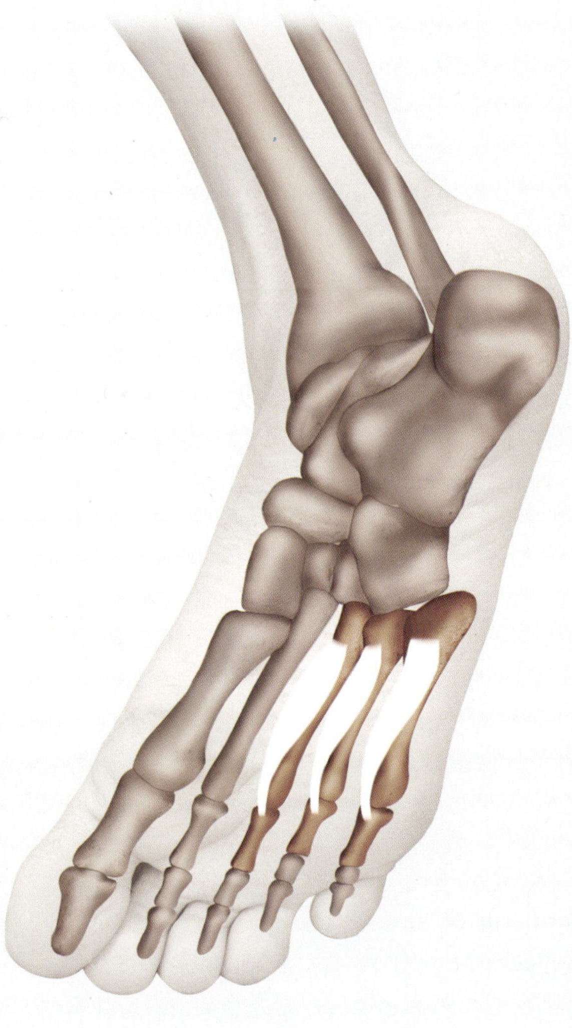

Origin ______

Insertion ______

Action ______

저자

윤세원 Ph.D.PT. | 몸이야 필라테스 교육이사
윤민이 M.S, PT. | 몸이야 필라테스 대표

근육 컬러링 북

Myology Coloring Book

인쇄 2022년 1월 26일
발행 2022년 2월 4일

저 자 윤세원, 윤민이
발행인 김지연
발행처 도서출판 의학서원

등록번호 제406-00047호 / 2006. 3. 2
주소 인천광역시 연수구 송도미래로 30 송도스마트밸리 지식산업센터 D동 504호
T. 032) 816-8070(代) F. 032) 837-5808
홈페이지 www.dhsw.co.kr
e-mail bookkorea1@hanmail.net

정가 15,000원
ISBN 979-11-6308-038-1